U0139794

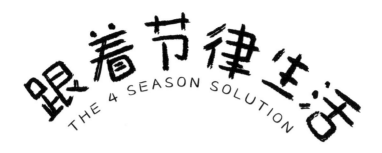

跟着节律生活
THE 4 SEASON SOLUTION

[美] 达拉斯·哈特维希 著
Dallas Hartwig

胡晓姣 严莹雪 朱凯婷 译

四季健康方案

中信出版集团 | 北京

图书在版编目（CIP）数据

跟着节律生活：四季健康方案 /（美）达拉斯·哈特维希著；胡晓姣，严莹雪，朱凯婷译. -- 北京：中信出版社，2024.1
书名原文：The 4 Season Solution
ISBN 978-7-5217-5459-9

I. ①跟⋯ II. ①达⋯ ②胡⋯ ③严⋯ ④朱⋯ III. ①保健－基本知识 IV. ①R161

中国国家版本馆 CIP 数据核字（2023）第 036611 号

跟着节律生活——四季健康方案

著者： ［美］达拉斯·哈特维希
译者： 胡晓姣 严莹雪 朱凯婷
出版发行：中信出版集团股份有限公司
（北京市朝阳区东三环北路 27 号嘉铭中心 邮编 100020）
承印者： 嘉业印刷（天津）有限公司

开本：787mm×1092mm 1/16 印张：16.5 字数：196 千字
版次：2024 年 1 月第 1 版 印次：2024 年 1 月第 1 次印刷
京权图字：01-2022-6205 书号：ISBN 978-7-5217-5459-9
定价：59.00 元

目录

引言

在我出生前几年的 1975 年，我父母在加拿大安大略省东部的梅里克维尔小镇买下了一座小木屋，这座木屋当时已有上百年的历史了。其实都不能叫它木屋，因为屋顶早已塌陷，那里面还住着一头豪猪。尽管如此，这片土地景色还算宜人，树木繁茂，还有几块农田——大约 100 年前人们徒手开垦出来的。我的父母客客气气地把那只豪猪送走，不过，第一年夏天，他们还是一直住在废弃的谷仓里，直到把小木屋收拾好可以住人了，他们才搬进去安身度日。

作为 20 世纪 70 年代初反主流文化而又务实的年轻人，我父母的理想就是简单朴素地生活，远离喧嚣的城市文明与紧张忙碌的激烈竞争，这正是他们义无反顾坚持下去的生活理念，即便在我和妹妹出生之后，他们也没改变这种生活方式。每次说到我们过着远离现代文明的生活时，我并没有夸大其词。我们的小木屋坐落在一片方圆 100 英亩①的土地上，刚好在一条泥土路的尽头，最近的商店或小

---

① 1 英亩约为 4 047 平方米。——编者注

镇距离那里也很远。即便在木屋翻新之后，那里也没通电和自来水。今天的人们如果没有网络，哪怕只有一小时，就会发牢骚，而我们当时还得手动抽水。想要淋浴？那简直是奢望，我们只能偶尔用一个锡制洗衣盆凑合着洗澡。

我们用从自家地里砍来的柴火生火取暖，家里唯一的现代奢侈品是一盏丙烷灯。哦，我们还有一个户外厕所，在安大略省寒冷的冬日倒也不那么招人注意。大部分食材都是自家菜园种的，我们天天吃素食，并储存了许多自家种的粮食，以备后续几个月生活所需。我们养鸡吃蛋，养羊喝奶。每周有几天我妈妈会开车去附近的一个小镇做兼职。我爸爸则整天待在家里维修房屋、照顾孩子、打理花园、砍伐木材，也做点别的杂活儿。我和妹妹大部分时间都待在外面，在森林里探险，和猫狗玩耍，看看书，做做白日梦。

每天，我们都与周围大自然的节奏保持同步。因为只能靠油灯、柴炉和那盏豪华丙烷灯的光，因此我们完全按照太阳的运转轨迹来安排日常活动。太阳升起，我们起床；太阳落山，我们结束工作，倒头就睡。这便意味着冬日里睡眠时间更长，因为在油灯昏暗的光线下也做不了什么。总的来说，我们的生活在冬季会愈加宁静和温馨。在寒冷黑暗的冬天，我们感受着火光的温暖，共享着亲密美好的时光。夏天则完全不同：因为晚上九点或十点天还比较亮，所以我们精力比冬天充沛，身体更加活跃，睡眠的时间相对较短。

小时候我对这样的生活并没有什么真切感受，但这种遵循自然节律的生活方式，是我们从祖先那里承袭而来的，人类在有史以来的大多数时间里都是这样生活的。那时，他们以狩猎和采集为生，需要三五成群结伴出去打猎，仰赖着自然的给予栖息生存。[1]他们不是

"以这片土地为生"，而是成为这片土地的一部分。直到一万多年前，我们的智人祖先才逐渐从捕猎社会过渡到农业社会，开始长期定居生活，开展贸易，"文明"很快也随之而来。[2] 随着工业革命蓬勃发展起来的制造业和不断加深的机械化程度，我们离地球的自然节律越来越远。在过去几百年里，人们纷纷涌向城市，并以城市为中心聚居生活，这是因为人们的饮食习惯和生活方式很大程度由工厂时间表和经济效率（而非人类健康的最佳选择）决定。[3] 古老的采猎者和我的家人一样，日出而作，白天分头行动出门觅食，天黑后又在家里会合。一年到头他们的生活方式始终与季节更替的节奏保持一致。更确切地说，他们只能以这样的节奏生活，因为别无选择。

其实，需要遵循自然节律的并非只有饮食和睡眠行为，所有事情都需要遵循。在日常饮食、身体活动以及社交往来中，我们的祖先（以及当今的原始部落）都与大自然的节奏保持一致——所吃的食物、活动身体的方式，都因地点、环境和时令而异，他们会尽情探索自然世界，其余时间则待在部落附近，过着重复又安稳的日子。他们整个人生轨迹也是人间四季的写照：从呱呱坠地的婴儿成长为花季少年，再步入成年；通过劳动和智慧为部落做出贡献，再将自己积累一生的智慧，与部落的其他成员分享，为培养更好的下一代播下种子；最后寿满天年，走向死亡。当然，他们许多人由于夭折、意外、瘟疫或暴力冲突等因素早逝——我并非有意渲染这种情况，但是总体而言，他们的生活会有节律地循环往复，甚至可以说悠闲自在，族人早逝并非他们所愿，因为人类完全依赖自然，这是人类与自然融为一体的必然结果。研究表明，虽然我们生活在处处便利、以生产力为导向的现代社会，但同时期过着原始采集狩猎生活的人的闲暇时间比我们多得多。[4]

当然，我的家人当时不必像部落时期一样依赖自然。1983 年，我 5 岁时，我们基本上就不再靠天吃饭了，全家人锁好木屋，卖掉田地，搬到了布罗克维尔小镇附近。尽管还是没离开农村的地界（镇外的一座苹果园里），可我们总算过上了相对现代的生活。新房子里通了电和自来水，我还和镇上别的小孩一起去一所不大的学校上学。随着时间的流逝，我基本上把自己与大自然的紧密联系还有那些季节性节律忘得一干二净。在安大略省读完小学和中学之后，我去美国上大学，取得了解剖生理学学士学位以及理疗学硕士学位，也在美国许多地方生活过。我一直注重健康的生活方式——吃得营养健康（通常来讲是这样）、打竞技排球、爬山、骑山地车。但是，我没有过多考虑自然健康的生活究竟是什么样的，我的生活习惯和大多数人一样处处依赖人造环境，与自然节律基本脱节。

2007 年，我开始改变这种情况，这一年我父亲因胰腺癌早逝，他的去世对我产生了深刻的影响，从此我开始以新的方式审视自己的生活，对自己的许多生活方式也开始产生怀疑。当时，我二十几岁，身体健康，从事着喜欢的职业。我清瘦强健，饮食方式在大多数人看来非常健康，还有幸拥有非常强大的朋友关系网，认识我的人都会觉得我就是健康的化身。但是，实际的状况却复杂得多。在内心深处，我总感觉哪里不对劲——工作太拼命了，睡眠明显不足，脸上好多粉刺，左肩还有慢性炎症。我总感觉压力重重，停不下来，即便有时认为自己多少有些"幸福"，内心也会感到茫然不定，缺乏深层次的平和感和归属感。我有很多朋友，可仍然感觉孤独。我的生活到底怎么了？

　　　　　　　　　　　　　　　　　　　　　跟着节律生活

一向求知若渴的我读了很多书和研究论文，了解到人类进化的历史及其与现代人健康的巨大相关性。从此，我极其着迷于生理节律理念，于是开始竭尽所能地搜寻有关这个话题的科学文献。已有的相关研究数量颇为可观——在已刊发的论文中，我阅读并分析了好几百篇，其中的种种发现深深吸引着我。

从生物学角度看，我们的身体更加喜欢新鲜采摘的时令蔬果，更习惯像古人打猎一样白天工作、夜晚休息，这样各个器官和系统运转起来才更顺畅。这就是说，不仅我们的身体需要随着大自然的节律运转，我们的主要生活方式也需要随之发生周期性变化。人类整个生理系统乃至单个细胞的内在机制，需要我们随着大自然的张与合、动与静、开放与封闭、扩张与收缩等种种节律变化。还有一点值得深思，即（几乎）所有生物的DNA（脱氧核糖核酸）中都编入了分子水平的节律代码，这一点对缺乏神经系统和复杂沟通能力的单细胞生物也不例外。[5] 人类不是由开关操控的生物。我们的情绪会波动，轨迹会变化，我们的圈子会扩张也会收缩。

我逐渐意识到，我们的身体与现代世界的日常状况及日程安排不相吻合，这些状况和安排通常并非周期性、渐进性的，而是线性

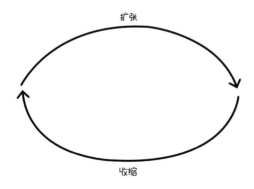

扩张

收缩

和二元性的。现如今，闹钟和人工照明给了我们安排个人时间的自由，所以大家可以熬到深夜，也可以在日出之前（或日出很久之后）醒来。而现代农业的发展和全球贸易的发达则让我们无须考虑时令，想吃什么就吃什么。然而，我们的祖先要生存，就必须在白天行走、奔跑、攀爬、搬运东西，而我们则居有定所，不必奔波也依然有饭上桌、有屋栖身。我们也不像祖先那样需要依靠一个紧密团结的部落来繁衍生息，许多人过着完全独立的生活，与家人朋友都相隔甚远。现代社会与古代社会的社交模式迥然不同，祖先们白天与他人广泛接触，晚上则回归到一个更小、更亲密的圈子。相反，有些现代人在大部分时间里会感到自己与世隔绝。醒着的时候，我们忙得团团转，睡前和醒后又总是心不在焉，因此很难有机会像我们的祖先那样与最重要的人——我们自己——重新建立联系。不间断的外部刺激取代了我们本来需要的平静与开放，让我们无法深刻关照自己的内心世界。

早年间我一直研读的科学文献表明，现代社会生活与自然节律的偏离，不知不觉已对人类的健康造成了巨大的损害。由于现代人的饮食不考虑时令和地域因素，多半依赖那些耐储存的加工食品，我们得不到身体所需的营养——蛋白质、脂肪、碳水化合物及微量营养素等。通常，一顿饭下来我们摄入的完全蛋白质太少，精制碳水化合物和糖又太多。久而久之，这种不平衡的、缺乏营养的日常饮食，会让我们在压力之下对糖和碳水化合物的嗜好不断加剧。我们从来不觉得自己吃得多，不管吃了多少，总还想要更多，最终患上癌症、心脏病和肥胖等慢性疾病。

从传统的健康饮食向现代加工食品的转变，是产生这些"文明疾病"的主要原因，但不是唯一原因。身处现代社会的我们一年到头都得不到充足的睡眠，因此很容易对咖啡因或者酒精上瘾，人们摄入这类东西是想让自己头脑清醒或平静安宁。睡眠不足又会使我们更易受失眠、焦虑以及抑郁等精神疾病困扰，也容易患心脏病、癌症以及其他慢性疾病。影响健康的远不只睡眠本身。后文中我会解释，我们在漆黑的（或近乎漆黑的）夜里度过的那些时光，也直接影响着自身的健康。

现今，我们的身体也不会像在人类进化过程中那样按照自然节律运动，所以我们要么久坐不动，渐渐患上相关的慢性疾病，要么说服自己刻意以高强度的方式进行锻炼，可这样又容易受伤或遭遇其他由压力导致的问题。而低营养加工食品、久坐不动和过度刺激的生活方式，以及长期紊乱的昼夜节律等现代特征无疑会带来许多问题，对我们的整体健康水平和生活质量还会产生另一个直接影响，这一影响正逐渐显现，影响规模和力度也将是空前的。这个影响表现为孤独和社会隔离。我们觉得自己与他人断了联系，于是转向社交媒体，将其视为治愈孤独的灵丹妙药，视为建立深情厚谊的传真——这会让我们感到愈加脱离社会。我们深受抑郁、焦虑、药物滥用以及更糟的情况之害。我们的四种主要生活方式——睡眠、饮食、运动和社交——都乱套了，而这四点是健康生活的重要因素。我们的祖先以狩猎采集为生，他们睡觉、吃饭、活动和交流都要遵循一年四季的变化。相比之下，现代人睡眠质量差且不规律；活动量要么过小，要么过大；吃的食物是加工过的，缺乏营养，容易引发慢性疾病；在保持孤独的同时又刻意与他人维持着联系。这就形成了一个闭环，一个自我延续的循环。运动量越小、压力越大、睡眠越差，就越倾向于向"爽口舒心"的加工食品和刺激性媒介寻求安慰，而这些反过来又会进一步干扰睡眠或引发炎症性的健康问题，驱使人们在深夜不停地浏览社交媒体（而不是承认脆弱，并与一个真实的人交流），让人感觉自己很渺小、被遗忘，常常会感到非常非常孤独。奥地利著名心理学家维克多·弗兰克尔（Viktor Frankl）有一句名言："若一个人无法找到生命的深层意义，他就会用快乐来分散自己的注意力。"[6] 这不就是我们许多人的日常生活写照吗？无论是个人还是群体，从来都没有把寻求生命的意义放在首要位置（某种程度上是因为一直以来人们始终备受文化规范制约），因此才会任由寻欢作乐的行为和各种各样的成瘾趁虚而入，以此来应对漫无目的、毫无方向的感觉。此外，人类文明建立在扩张、消费、刺激、自我满足和"追求幸福"等普遍主题之上，这只会使我们与更深层的意义感和贡献感日渐疏离，而这些感觉本可以成为我们的北极星，成为我们的指路明灯。

虽然现代人的寿命可能比远古祖先更长，但我们并没有活得更健康。研究表明，人类的患病率越来越高，且生活幸福指数越来越低。事实上，我读到的现代人脱离自然节律的相关文章越多，对文明的意义就感到越怀疑，正如托马斯·潘恩（Thomas Paine）早在 1795 年所言，"谁又知道……文明到底是极大提高了人类的整体幸福感，还是极大损害了这种幸福感……"[7]

尽管我们渐渐认识到现代性带来的诸多问题，但解决问题的办法却并不是让人类历史的时钟倒转，远离现代的房屋、电力、汽车和智能手机，转而选择一种原始的狩猎采集生活方式。我们为什么要那么做呢？即便有可能做到，现代人也不可能那样做，人类通过农业革命、工业革命以及数字革命，已经开发出强大且丰富的技术，要舍弃这些技术是非常愚蠢的。不过话又说回来了，回到2006年，如果当时我仍继续用自己的"现代"技术过"健康"的生活，那肯定也是蠢不可及了。好在实际上，我没那么做。

生活更健康的试验

多年以前，我就想知道如果更加关注自己身体的内在节律，我的不适感和脱节感是否会有所改善。刚成年时遵从的生活方式表明，我表面看来已经基本接受了现代社会所推崇的保持健康和愉悦的方法，但这一方法并不奏效。若能打破常规，以已有研究和个人直觉为指导，逐步调整以适应不断变化的身体需求，也许我就能活得更健康。

我采取的第一步是尝试改变饮食方式。在很多美食作家（特别是迈克尔·波伦）的影响下，我果断放弃加工食品，开始尽量食用本地食材，并尽可能吃时令蔬果。[8] 冬天不再吃（智利进口的）葡萄，春天要吃很多绿叶蔬菜，秋天则多吃丰富的炖菜和根茎类蔬菜。从更普遍的意义上讲，吃时令蔬果就意味着我要像那些生活在温带气候中的人类祖先一样，开始在春夏两季吃更新鲜、更有营养、富含抗氧化物质的蔬果，这些食材都是方便易得的，秋天要多吃富含淀粉的蔬菜以及根茎食物，在寒冷的深秋和漫长的冬季，则要多吃富含蛋白质和脂肪的食物。

我慢慢注意到：越是吃纯天然的当季食物，我的感觉就越好——不仅身体好起来了，情绪乃至精神也好了起来。这反过来又激发了我的好奇心，如果我调整其他行为，让其与自然节律保持一致，是不是还会有别的收获呢？大约从 2008 年开始，在注意饮食的同时，我开始构思一整套有节律的生活体系。我借鉴了心理学家马斯洛的需求层次理论。在他的理论框架下，人类最基本的需求其实是生理需求，即对食物、水、睡眠等的需求。只有这些需求得到满足之后，人们才能继续满足自身的安全需求及社交需求（构建牢固、亲密、健康的人际关系）。马斯洛还构想了人类更高层次的需求，比如对成就感的需求，对"自我实现"的精神需求。但正如他所说，在满足高层次需求之前，你得先解决那些较低层次的需求。[9]

我在构建这种有节律的生活模式时，重点关注了那些较低层次的需求，最终认真思考并深入研究的节律模式涉及四个截然不同的生活领域：饮食、睡眠、运动（锻炼）和社交。我对最后一个领域的理解相当宽泛，我认为社会交流不仅包括与他人的交流，还包括与自身的交流，也包括对某个地方的归属感。除了应加强与自我、某地以及他人之间更为有形的联系之外，我还提出，更深层次的使命感——投身于更有意义的事带来的幸福感和满足感——非常重要。我的工作理念是，如果能在这四个方面更好地适应身体的自然节律，就能提高自己的整体健康水平，最终解放自己，从而满足更高层次的智力、情感及精神需求。

2010 年左右，为了重新发现自己身体的自然节律并与之重新建立联系，我开启了一项普适性强而又灵活的试验。这项试验并非那种缺乏变通的"30 天"结构化正式训练，而是我亲自设计的一系列更加灵活且更具持续性的试验。随着试验的推进，我对自身节律的认识也在不断加深。除了继续食用本地食材外，我还遵从自己的直觉，开始调整就寝时间和起床时间，这样作息时间就与不同季节的昼夜时长同步了。单是作息时间变化这一项，就已经让我的身体活动更有节律性，也让我获得了更直观的满足感——现在我的活动主要集中在上午晚些时候和下午早些时候，太阳渐渐西沉时，我进行的剧烈运动也会随之大大减少。

我更加注重随季节变化选择运动项目——冬天练举重，做间歇训练；夏天骑山地自行车，徒步旅行。说到结构化锻炼，我喜欢在夏天做耐力训练（和更多的一般性活动，不仅仅是正式的"锻炼"），在冬天则做时间更短、强度更大的间歇训练和力量训练。根据我的研究，这样的运动模式所反映的，很可能就是人类的祖先（至少是生活在温带气候下的祖先）所遵循的运动模式。难怪，夏季竞技性运动项目，（冬季）休赛期多采用"强化提高"训练模式，在（春夏两季）赛季前多采用"体能调节"模式。将自己研究所学加以个性化运用的最初几年里，我还对一年中的不同时段与他人交流的方式做了调整，夏季走出去"拓展视野"，冬季"猫在家里"，少些应酬，给亲人和爱人更多陪伴。

我开始从各个方面遵循自然节律，一天又一天、一年又一年，始终坚持。越是深入践行这一方式，我就越认识到自己已经开启了一段带有极度反主流文化意味的旅程。如今很多人很难做到放慢节奏生活。在睡眠、饮食、运动及社交（或者……独处）等日常活动中，人们总是处于一种极度狂热、刺激兴奋、永远在线、一心多用的状态。因为我们已陷入这种无休止的"夏季"行为模式中，最深层的需求始终得不到满足，因而时常感到心神不安、茫然无定，在工作、娱乐和寻觅"幸福"的世界中漫无目的地漂泊。人们常常沉迷于这些需求的人工替代品，比如：用精制糖代替完全蛋白质；靠咖啡因提神，却不去睡个安稳觉；不再费力练举重，而是每天踩踩动感单车；天天浏览社交媒体，却不愿面对面与人真实接触。从最广泛的意义上讲，即使意识到这种生活令人疲累，打破了身体平衡，最终会威胁到身体健康，人们也依然会沉迷于这种快节奏生活而难以自拔，不想改变。这种生活让人喜忧参半，让人不知该怎么做出改变。我们本来就该这样做，不是吗？

在我的试验中，与人类祖先一样，我在某些时候会加快生活节奏，其他时候则放慢脚步。在某些时候我会让生活更加紧张、更富有挑战性，而其他时候则慢慢恢复体力、放松身心。在某些时候我会力争获得刺激、冒险以及成长等体验，而在其他时候则只求安宁、平和以及悄无声息的隐退。我当时仍然过着在大多数人看来"正常"的生活，但在表象之下，很多时候我做事的方式与周围的人大相径庭。体验时间越久，我就越能看到这种更自然、更激荡人心的生活方式所蕴含的古老智慧；越是了解自然节律，我就越爱上这种体验。与此同时，一种坚定而积极的动力油然而生，让我感到更具活力和创造力，而且内心更安宁、精力更充沛、为人更踏实，与他人联系也更紧密了。我的情绪和注意力都有所改善。一切都好起来了。当时我并没有像从前那样刻意保持健康的习惯，因为我想要的是循序渐进的改变，直觉告诉我这样做是对的，这些改变让我感觉更好了。我以一种全新的方式拥有了这些改变。既然知道这种改变大有裨益，我又怎能不这么做呢？活得健康从来没有像现在这样轻松愉快，乐趣多多。

我知道自己算小有发现了，便兴奋不已，想与他人分享自己的体会。于是，我开始在学术会议上提出自己的观点，也曾和我的朋友兼同事杰米·斯科特（Jamie Scott）——新西兰的一名健康研究员——在"人类祖先健康研讨会"上就健康生活的季节模型发表演讲。这种简单而深刻的方法让人们产生了深深的共鸣，他们说，我正为大众展示一种新的范式，以此敦促人们以一种更加综合的方式生活。这些人十分激动，并竭力主张我就这一主题写本书。当时我也有这个意向，可接下来……我却什么也没做。

其实，也不是什么都没做。多年来，我暂时将新的健康季节模型放在一边，只专注于其中一个特定的板块，即与食物相关的部分。许多读者会通过我与人合著的畅销书《一切始于食物》（*It Starts with Food*）和《30天全食疗法》（*The Whole30*）了解我的理念。这两本书能让人们学会调整饮食，使之与身体的内在需求相协调，堪称我节律四分模型中的关键组成部分。2011年，在撰写《一切始于食物》一书时，我内心便以为这里的"一切"绝不仅仅局限于"健康"范畴。对我而言，"一切"还意味着对有节律的生活的不懈追求。若要自己的身体与自然节律协调一致，既不能期待像魔法棒一样一挥就实现，也不能指望照着一张新的购物单便可圆满完成。只有通过学习新理念、抛却旧想法、再学习、最终对整个过程中学到的所有经验进行整合，才能逐步实现二者的协调。如果只能选择一个切入点，我的训练、研究和个人经验都证明，这个切入点应该是饮食。一切始于食物，但绝不止于食物。

为期30天的全食疗法尝试显然非常注重饮食。我们要求参与者在一个月内彻底改变其饮食习惯，不能摄入任何酒精、豆类、谷物、糖和精制甜味剂、乳制品以及人工添加剂（如卡拉胶和味精）。我们告诉这些参与者，替换掉上述食品，备足健康的脂肪、肉类、海鲜、家禽、各种蔬菜、水果、坚果及各样种子。我一直将这类日常饮食视为更大的全面整合计划的一部分，这个计划关乎行为改变与自我认识，旨在通过帮助人们重新发现其身体传递的信息，赋予它力量。这就是我们不提倡吃任何"伪食品"（比如用香蕉泥做成的华夫饼，或者用碎花椰菜做成的比萨面饼）的原因。虽然这类食品完全符合法律条文的规定，但肯定有悖于这项计划的精神——杜绝仿制传统食品或垃圾食品，完全重构你对食物及自身健康的态度。这也是我们果断放弃所有易导致消化问题的常见食物（比如面筋和乳制品）的原因。只有如此，参与者才能获得一条清洁的消化道，30 天试验结束后，再逐渐地、一点一点地重新摄入某些食物，看自己的身体和精神感受如何。当然，有些人之所以欣然接受 30 天全食疗法，是因为他们想要达到特定的健康目标，比如减肥或缓解某些疾病症状等，但那从来不是我的最终目的。通过 30 天全食疗法计划，我给参与者们找了一些初始工具，以便他们能越来越了解身体的内在需求并感觉到自己能够采取措施去满足这些需求，让自己变得更健康。更重要的是，他们的生活会有目标感，也有深深的喜悦感。30 天全食疗法只是健康幸福生活的开始。

早在十年前，我其实就动了心思要写一本《跟着节律生活》这样的书——本书其实可以算作《一切始于食物》的前传。在本书中，我为各位读者呈现了我的四分理论，还介绍了一种颇具突破性的保健方法，大家马上就能付诸实践，假以时日便可获得稳定的、可持续的收获。在我设定的框架内，各位读者可以以个性化方式关注个人健康和幸福，自己就能做到，根本不需要医生、教练或其他专家。

无论你是一直在努力保持健康，还是仅仅希望未来能活得比现在更健康，这本书都会让你重新审视自己当下的健康行为，了解这些行为可能从哪些方面破坏你的目标和价值。本书还将告诉你如何着手改变这些行为，这样你马上就能朝着许多重要目标——更安稳的睡眠，更健康的体重，更旺盛的精力，更透亮的肌肤，更深刻的意义和目标，更小的压力，以及更强烈的联结感、满足感和平和感前进。

投入健康的怀抱

许多完成了30天全食疗法计划的人曾写信告诉我，他们的生活出现了翻天覆地的变化，这些变化不只体现在食物的选择上。对一些人来说，有机会了解饮食方式如何对自身产生影响，会促使他们反思不健康的家庭关系，并加以改善。另一些人则开始锻炼身体，戒烟，读研究生，或从事他们长期忽视的创造性工作。我还发现了30天全食疗法计划令人着迷且鼓舞人心的一点，就是该计划的参与者一旦清除了不健康饮食这道障碍，就会一直抓住向高层次需求进阶的机会。然后，人们会一再提出以下问题："改变饮食之后，我感觉好多了。下一步我该做什么？"拨开问题食品造成的迷雾，他们便可以由心而发、干劲十足地寻求其他发展途径和各种有意义的体验了。

从我的亲身体验来看，仅凭某种特定的改变，甚或是一系列离散的改变，是无法达到最佳健康状态的。健康的生活方式是一个持续不断、永无止境的行为改变过程，这一切全看你能不能深入了解自己的身体及其节律性需求。我认为，我们需要的是这样一本书，这本书为以节律为基础的生活构建了一个更大的框架，这样其他人就可以尝试我做过的事情：以一种适合自己的方式和节奏去改变自身的行为，让自己不断迈向更健康的生活。

《30天全食疗法》一书，提供了一项高度结构化的训练，有着非常严格的限制，参与者遵照执行便可；《跟着节律生活》则与之不同，书中呈现的是一幅概念路线图，你可以依图探索自己的身体、健康……当然还有生活！本书可帮助你从人类祖先和生物学的角度，重新审视自身的生活习惯，这样你才能对其加以改变。阅读本书，你会了解到人类身体的进化过程及运行机制，了解到为何我们无法有效满足身体的最基本需求，了解到为何人类健康最终会受到影响，至于你将从何处着手（或者向何处努力）做出改变，就不得而知了。但有一点我是知道的：了解越多，尝试越多，你就越想继续了解和尝试下去。因为本书会敦促你去咨询最厉害的健康专家，一个你通常最容易忽视的人——你自己。人体的工作机制我了解不少，但什么健康方案对你的身体最奏效我并不知道，那得留给你自己去发现并坚持了。

虽然我们可能已经脱离了自身的自然节律，但所有人都能凭直觉知道自己的身体需要什么。每个人内心都有迫切的需求，这些需求会在一天中或一年中某些时刻以某种方式对我们的睡眠、饮食、运动和社交等活动做出提示，我们只是逐渐习惯了忽视这些需求。由于自身的直觉始终被忽视且得不到充分发掘，因此我们几乎完全依赖理性和意志力去选择和坚持健康的行为。但是，单凭意志力通常并不能帮助我们长期坚持健康养生法。人的意志力是有限的，而且大多数情况下，意志力不足是因为我们疲于应对恼人的同事、交通状况、诱人的零食以及与朋友或伴侣之间的紧张关系。而且说实话，始终保持强大的意志力很难。直觉才是通往更健康、更理智、更快乐、更平静、更充实的生活的道路，而你只需少用蛮力，跟随直觉，这一切便可逐步实现。

这并不是说让身体与自然节律保持同步素来轻松简单。这种同步其实不易实现。如果你每周都要出公差，很多时间都是在飞机上或汽车里度过，也许还会比较重视自己的身体节律，但从根本上讲，要想过得更健康，可能还得改变自己的生活，这样才能少奔波在外。如果仅为省钱和方便，一周吃几次比萨，那你也许需要在吃的方面多花点钱来改善自己的饮食。要健康生活不见得要富贵无忧，但你必须重新调整自己的生活方式，用符合自身价值观的方式分配时间和金钱，以尊重你身体的进化需求。这可能意味着要减少冲动购物或购买更便宜的有线电视节目，这样你才能消费得起本地出产的更高品质的有机食品。或者，这也可能意味着你得要求老板按照季节调整你的工作安排，让你更贴近身体的自然作息节律。关键是你要更加注意身体的节律，才能了解日常行为对自身产生的影响，并有意识地决定选择自己的生活方式和健康行为。行为上微小而持续的改变会让你在数月、数年乃至一生中都活得更健康。只需选择一个起点，开启一段适合自己的尝试，然后静待改变。

本书的内容和架构安排，将尽可能方便读者了解前现代人类的身体状况，并尝试新的做法。第一章以我构建的健康行为理论为基础，详细阐述了几个关键概念，这些概念会让我们了解到，人类行为普遍与自然节律脱节，这是很容易出问题的。接下来的四章则展示了我的健康模型，我认为，为了达到人类的最佳健康状态，睡眠、饮食、运动、有意义的社交这四个基本需求必须相互协调又随季节而变化。我用"协调然后变化"这个短语来简洁地表达如何让健康行为这四个领域恢复和谐发展。对照模型，行动起来吧。这四章分别对应着四个领域，每一章都会运用最新的科学知识去观察身体在该领域内的多种自然模式。我将这些模式与现代生活的需求进行比较，找到了许多不匹配之处，并解释了这些不匹配之处是如何导致人们的功能障碍、疾病以及普遍的困境。第六、七、八三章则分别探讨了在三个时间段（分别是一天、一年和一生）中，人类在四个领域的自然节律是如何相互影响的。这里我将帮各位读者评估你的日常习惯是否有可能偏离了身体的需求，还会建议各位尝试做一些行为改变。在本书的结尾部分，我会让长期坚持的你体验"完美收官"的喜悦：一种超越我们身体寻常欲望的更平和、更充实、更满足的生活。

自从开始让自己的行为与习惯适应身体的内在节律以来，我的健康状况得到了明显改善。经过十年的试验，我明白了自己以前的睡眠、饮食、运动和社交方式存在很多有待改进的地方。如今一年中的某些时候，我会少花些时间锻炼身体，多花些时间睡觉。我在任何时候都只吃当季食物，这有助于实施我的锻炼计划。我越来越擅长在某些时候放慢速度、审视内心，而在其他时候则会加快速度、向外拓展。最重要的是，我学会了将节律原则运用到社会交往中。比方说，我不会武断地一头扎进"秋日派对季"，因为身体在秋天的自然需求是为即将到来的冬天养精蓄锐，是静养，是休息，而与同事或朋友聚会的强烈刺激与这种需求相悖。当我终于从离婚的痛苦中走出来后，一个漫长的、具有象征意义的冬天让我得到了慰藉。

我利用这段时间去内省，培养自我意识，恢复耗尽的精力。

我还合理限制了自己的社交媒体使用频率，对全天候在线网络文化理性说"不"。尽管我拥有一个庞大的、人数不断增长的社交媒体粉丝群，也喜欢与世界各地的粉丝互动，但我现在会花更多时间与三五好友、家人以及我自己进行深入的交流。我的社交之道同样随季节而变，夏天参加热闹的社交活动比较多，冬天则大大减少。从各个方面来说，我的生活比以前更健康，也更让人满意了。

正如马斯洛的需求层次理论所示，健康往往让人感觉更幸福。基本需求得到满足（如摄入足量有营养的食物，与内在的昼夜节律保持适度同步等）后，人类便能够自发地、有针对性地解决其他更高层次的需求，如认知需求、情感需求、审美需求，以及将一切无私传于后人的崇高精神需求，也就是说，获得一种超越自我的贡献感和意义感。当我选择的行为与凭直觉感知的节律背道而驰时（这种情况不多见），那一定是我对这样做的潜在利益与已知代价心中有数，于是有意识、有目的地做出了这样的选择。

想要使我们的生活丰富多彩、美好无限，不见得要舍弃现代文明生活的各种舒适体验。尽管文明仍然与我们认为的"自然状态"存在冲突，但大多数人在认可自然模式并与之和谐共处时，拥有的自主权和自由度其实远超我们的想象。设想一下，如果你摆脱了现代生活对个人思维的束缚，重新审视自己所有的行为和习惯，找出其中与自身生理状态不匹配的地方，而后开始慢慢调整自己身体的天然倾向，那会发生怎样的改变呢？设想一下，当你逐渐屏蔽所有噪声，深入了解自己的身体在一天或一年（甚至一生）中的某个特定时段真正想要什么时，又会获得怎样的成长呢？设想一下，若不再对自身的欲望和直觉横加干涉，而是以理解和尊重代替压制、忽视或是无能为力的屈服，会是怎样的结果呢？设想一下，若只需对行为进行微调，就能看到持续的、量化的结果，又是多么令人满足呢！这是一段精彩的旅程，只要你愿意即可加入。健康问题，一切在你。

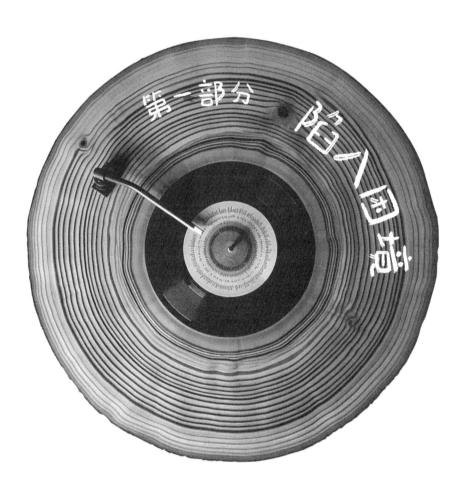

第一部分　陷入困境

第一章

击垮我们的日常

　　金姆是个三十五六岁的女人，她曾与我讨论过自己的健康问题，想知道如何改善自己的健康状况。和许多母亲一样，金姆每天的日程满满当当的，她得照顾家人起居，留意家庭用度，还要兼顾自己的兼职工作。早上她的首要任务就是把几个孩子和丈夫的事儿打点明白，根本没心思琢磨自己的早餐和午餐。然后在只够做兼职的时间里风风火火地完成相当于全职的任务量。就连我们坐下来想专门聊聊她的个人需求那点儿工夫，金姆的手机也是不断嗡嗡作响，公司的通知、丈夫的留言、孩子们的活动提醒信息，此起彼伏，没完没了。

　　每天晚上金姆和早上一样不得闲。晚饭等着她做，孩子们闹闹哄哄地写作业、吃饭，一直到最后上床睡觉，这些她都得管。若能顺利搞定几个孩子让他们早点儿上床睡觉，她就会在沙发上打发剩余的晚间时光，心不在焉地做这做那，看两眼电视，用手机给朋友发个信息，刷刷脸书，回几封工作邮件，或是在购物网站上"随便看看"。她丈夫有时会和她一起坐在沙发那儿，做着类似的事儿，但更多时候他会在别的房间守着电脑赶工作进度。

金姆认为自己生活中的两性关系"还不错"，但算不上特别好。她和丈夫都觉得自己在用心经营这段婚姻，每周还尽量安排个"约会之夜"什么的，尽管这个计划常会因几个孩子而遭破坏或者两人都缺乏精力和热情而泡汤。夫妻二人为满足全家人的日常所需竭尽全力，两人之间也没什么深度交流。他们的性生活质量一般，主要是因为晚上等孩子们终于入睡后，夫妻俩都觉得没什么精力了，也因为他们很多时候都在为生计发愁。

他们和几个孩子的关系，与他们夫妻之间的关系一样，虽不算糟糕，但也说不上有多好。他们诚心诚意地参加家长会，悉心照顾着孩子们的学业需求和社交生活，但这一家人并没有真正联系在一起。下面这个例子就能充分证明这一点：金姆和丈夫认为，每天晚上全家人共进晚餐是最重要的事儿，于是给几个孩子立了"晚餐时间不能玩电子设备"的规矩，结果却发现让孩子们远离电子设备的要求引发了一场激烈的亲子大战，最终夫妇俩只得彻底放弃了这条规矩。为这点儿事搞得全家人争吵不休，压力重重，实在不值。

就身体来看，金姆的状况还不算太糟糕，但她已经失去了早年拥有的那种健康的、光彩照人的"运动员体质"。金姆告诉我说，现在腰背疼痛、膝盖疼痛以及紧张性头痛对她而言已是"家常便饭"，而最让她担心的是自己精力大不如前。金姆觉得自己的身体和感情都很"脆弱"，她认为解决方法（她也是为此事来寻求我的建议）就是每周去三次健身房，开始锻炼身体。她想着自己可以在自行车和跑步机上做做运动。我问她这个计划什么时候能安排上，她说她觉得冬季那几个月应该能行，晚上八点半只要孩子们一睡着，她就能去健身。金姆当时虽然在寻求帮助，但她对从何处入手做出改变的认识与导致其身心健康不断恶化的真正因素存在偏差。尽管倍感困惑和沮丧，但她仍在努力让一切变得好起来，因此才来找我咨询。

金姆的故事听起来耳熟吗？应该很耳熟吧。尽管这个"金姆"是个虚构人物，但她的故事却是我多年教练生涯中听到的数百个故事的真实写照。生活中大多数人都像金姆一样，觉得自己的健康状况都不理想——精疲力竭，不知所措，心烦意乱，脆弱不堪，陷入枯燥乏味的关系中。我们想要做些修正和改变，所以试着节食、健身和冥想，但这些做法似乎均徒劳无功，或者至少可以说奏效时间不会太长，也无法达到全面改善的预期目标。

金姆的故事在事务缠身的现代生活中再平常不过了——这样的日子日复一日，年复一年，大同小异。现代生活已经使自然界（以及人类进化过程）中的许多波动、节律以及周期（至少从现代消费文化的视角来看）扁平化、平均化，甚至可以忽略不计。从夏至到冬至，日出时间可能会相差三小时或超过三小时，但你的闹钟每天早上仍然会在 5 点 15 分准时响铃，雷打不动。人们家中、汽车内和工作场所的空调系统，已经取代了季节性温度变化。无论身在何处，无论处于哪个季节，气温总是保持在 18℃~22℃。就算数九隆冬想吃枇杞果，也没问题。热带水果成熟期未至便可采摘、包装，运往全球各地。即使外面天寒地冻，品尝甘美热带水果的愿望也能实现。无论白天黑夜，几乎任何时间都能去健身房的跑步机上跑步健身。

喜欢的食物随时可得，极端的温度能奈我何？这样的感觉真是太棒了！但是这种现代的"扁平化"也存在严重的弊端，它让我们和金姆一样，被各种不协调的健康行为所困，比如深冬时节继续采用夏季忙碌紧凑的日程安排。好消息是，人类的自然节律并没有消失。这些节律一直都在，虽然暂时隐而未见，但想再次获得却出奇地容易。自然节律，正等待人们重新发现，等着引领你走向一种更自然、更轻松的生活方式。

我们的身体，我们的节律

假设我把你与你最亲近的一群朋友及家人从标准化的现代生活中抽离出来，然后把你们都丢到一个侏罗纪公园式的岛上（只是目前暂无恐龙），现代生活中的所有便利设施那里一样都没有，时钟、手表、日历或其他任何能记录时间的现代工具，更是想都不要想。如此一来，你会怎样记录流逝的日子呢？

极有可能的是，在非常短的时间内，准确地说，几小时内你就会重拾众多自然节律中的一种。没有明亮的灯光，没有网飞公司的节目，没有智能手机，什么什么都没有的情况下，你和你的"海岛部落"很有可能日落不久就躺下休息了，除了满月偶尔发出的耀眼银辉之外，再没什么能让你兴奋紧张。你会很快学会通过太阳的东升西落记录日子的流逝。你也许还会根据太阳的照射角度来跟踪一年的进程——冬天照射角度低，夏天照射角度高。这样一来，你很快就能标出冬至和夏至——这两个时间点太阳会改变轨迹，白昼长短会发生改变，天气冷暖也会发生改变。大约在冬至和夏至中间点，上半年有春分节气，下半年有秋分节气，这两天白天和黑夜时间基本等长。你还可以通过观察重复的月相——月运周期，逐一记录各个月份和一年的进程。你可能会注意到植物的生长周期、开花结果时间、气候模式以及动物行为的变化，并把这些视作季节更替的标志。与现代社会隔离越久，你就越有可能与这种自然节律保持一致，并照此节律生活。

你的身体里，没有咖啡因、糖、酒精；你的生活中，没有人工照明，也没有现代人类赖以生存的其他常见刺激物，在这样的情形下，你可能会慢慢注意到自己的能量水平也存在某种节律性。每天早晨，你可能会不由自主地活跃起来，充满探索热情，但到了午后就会找一个舒适的地方小憩一下。下午晚些时候，你可能会再次活跃起来，高涨的情绪一直持续到傍晚时分，但随后发现自己日落不久后就想睡觉，这个时间肯定比你在满是电子产品的现代住宅中的上床时间早得多。因为春夏两季白昼更长，天气更暖和，所以你和你的部落可能会进一步探索周围的环境，总想知道山的那边是什么，地平线之外又有什么。秋冬时节，你们可能会在离“大本营”较近的地方闲逛，在白天较短又比较冷的日子里养精蓄锐，充分利用前面温暖季节储存的丰富资源。冬天意味着要减少探索和活动，多多恢复元气，为来年做好打算。

年复一年，你会看到这些自然节律非常自然地高低起伏、扩张收缩。如果在这种特定的环境中待的时间足够长，你可能就会慢慢注意到更长时间内的节律，例如气候节律，比方说，气候每隔五年左右可能就会变得特别潮湿或特别干燥，这是怎么回事？有些植物或动物的数量可能会有规律地增长或减少，这又是怎么回事？也许你要用尽毕生精力，或者要历经几代人，才能积累起丰富的环境知识和生存智慧，才能预测火山喷发、地震以及其他自然灾害的发生频率。这些只是众多自然节律中的几个例子，时间跨度长短不一，这些节律是自然界的一部分，人类的祖先世代代都会置身其中（因此也成为我们的社会遗产和文化遗产）。积累这样的智慧靠的是代际尊重，以及对长者价值的重视，要将他们视为宝贵信息的守护者，这些信息是不能整齐地打包成维基百科的文章或推文的。

当然了，我们现在并没住在侏罗纪公园，也不需要为了感知自身的自然模式特意去这种地方。即使生活在现代社会的"高压锅"里，这种自然模式也会不时显露出来。晚上若睡得安稳，早上醒来便会精力充沛，上午 10 点左右进入最佳状态，此时工作效率最高，当这种状态出现，我们便会注意到这种模式的存在。我们也许还会注意到自己一年到头的精力变化，在有些月份我们可能会觉得精力旺盛，而在其他月份则有可能更加安宁、沉静。

通过对这些观察结果的认真思考，以及对人类身体模式的深入研究，我们发现人类不只是外部行为必然要受自然界起伏变化的影响，准确地说，这些波动其实一直刻在我们的生理机能中。我们可以把生物节律看作人体化学反应或功能的某种周期性变化。生物节律的定义很宽泛，从每天的睡眠周期，到体温调节，再到月经周期，无所不包。用专业术语来说，这些节律是内源性的，由一个内在的、自我维持的生物钟控制着。

体温就是一个很好的例子。你可能还记得高中的健康课上讲过，人体的正常温度约为 37℃。但这只是一个基线，因为我们的体温一整天都在变化。醒着的时候，体温会升高一点，下午 4 点到 6 点达到最高值。最低体温出现在黎明前，也就是我们醒来前的几小时。[1] 了解这一点很有用，因为白天体温持续升高时，人们感觉身体最有活力，到傍晚和夜里，随着体温下降，我们会感到更加放松和困倦。[2]

持续降低的体温向你的身体发出信号，是时候慢下来准备睡觉了。人类的睡眠也是周期性的，每个周期大约 90 分钟。一旦人们进入快速眼动睡眠（REM）期，控制体温的细胞就会暂停活动。[3] 这意味着我们在快速眼动期的体温是由周围的环境决定的。如果你正失眠，或是夜里频繁醒来，可能是因为你的卧室太热了，[4] 此时可以考虑把温度调低几度。还有更好的办法，那就是脱掉睡衣，轻松裸睡。遗憾的是，无处可逃的现代环境，与压力和焦虑一样，都会影响和破坏这些内源性节律。

除了自我激活的内在诱因之外，我们的身体也有外部的节律或外源性节律，即与外部刺激协调统一的生物周期。这类外部刺激统称为授时因子，其英文表达"zeitgebers"源于德语，意为"时间给予者"。授时因子有助于人体生物钟与 24 小时的周期保持同步，其中包括环境方面的时间提示，如阳光、食物、噪声，以及与他人之间的互动（这一点对身为社交动物的人类很重要）。[5] 例如，你的睡眠、觉醒周期与白天、夜晚的外部光照同步。在错误的时间照到太多的光，身体就会出问题。我们都知道睡前不能老盯着电子屏幕，这样讲可不是败兴。光线会直接干扰睡眠，研究表明，深夜刷屏极有可能导致癌症、肥胖、糖尿病和心血管疾病等诸多问题。[6]

兰德公司资深的行为与社会科学家温迪·特罗克塞尔（Wendy Troxel）博士认为，与伴侣同寝有助于身体释放授时因子，让我们保持健康的节律。"伴侣对于培养规律的作息习惯大有助益，"她说，"另一半会提醒你睡觉，而不是熬夜打电游或玩网飞。"[7] 尽管特罗克塞尔博士承认,许多研究认为一人独睡更有利于一夜酣眠,但那些研究同样表明,人们更喜欢与人同寝。"优先考虑和伴侣同睡,将这种睡眠方式视为增进两人关系的一种投资,因为更好的睡眠真的会让你成为更好的伴侣,也会成为更高效、更健康、更快乐的人。"特罗克塞尔博士如是说。[8] 无论选择与人同床共枕还是独自一人安歇,为了保持身体内部循环的和谐通畅,都必须从根本上缩短深夜接触光源的时间,并培养其他健康的睡眠卫生习惯。

你可能听说过昼夜节律的说法,其中"昼夜"一词的拉丁文"*circadian*"的意思就是"大约一天"。昼夜节律,指的是人类身体核心的内源性节律。这个 24 小时的内部生物钟与地球自转一周所需的时间大致相同——这是人体的基本节律,早已深深刻在人类的基因密码之中。[9] 昼夜节律与每天都会循环出现在你生活中的许多(即便不是大多数)生理过程及行为过程共生共存,和谐共进。这些生理和行为过程包括你的睡眠/觉醒周期、警觉程度、体温波动、血压变化、反应时间、激素分泌、消化以及排便等。[10]

从局部来看,这些功能本身多半会以更短的、反复出现的次昼夜节律运行。睡眠就是这样,大约以 90 分钟为一个周期整夜循环。事实证明,90 分钟左右的次昼夜节律白天也在起作用。[11] 大多数人保持最佳效率的时长每次为 90 分钟左右,因为我们的精力和创造力经过这样的持续专注后会自然衰退。与其喝一杯咖啡提神,或者硬逼着自己继续"埋头苦干",不如试着每工作一个半小时后休息一下。[12] 你可能会发现休息过后的自己精神焕发、活力满满,为再次专注工作 90 分钟做好了准备。

消化、食欲、眨眼和性冲动等行为的运行节律也比较短,其中有些行为过程是精确且有规律的。而另一些过程，比如饥饿感或者情绪周期，则比较难以捉摸。无论是哪种情形，这些自发的行为过程都会逐渐淡化甚至淹没在我们的生活中。直到这些节律在某种程度上被打乱了，人们才会真正对其加以关注。然后，我们就会知道，想要调整这些节律，通常得逼迫自己时刻注意才行。

节律的神经科学

你可曾听说过人类和其他哺乳动物体内都有一个有助于控制自身节律及生理过程的"主生物钟"？这可不只是个比喻，而是下丘脑中一个真实的部位，位于一个由大约两万个神经细胞组成的细胞簇中，这个细胞簇被称为视交叉上核（SCN）。位于视神经上方的视交叉上核对外界刺激非常敏感，这种敏感有利于它保持精确的"时间"。[13]

在没有外部授时因子的情况下，这个主生物钟维持着 24~25 小时的自由运行节律，这就是人的内在生理节律。[14] 因为从天黑到天亮再从天亮到天黑的交替，每天都会发生两次，这种与昼夜更替同步的节律也被称为昼夜节律。我们会随着地球的每日自转（节律）调整自身的昼夜节律，以让两者同步。但正如本书随后提到的那样，人类在现代世界的行为方式常常会使其生理节律与地球自转节律脱节。如果我们的视交叉上核在本应接收暗信号时接收到光信号，或者在本应接收光信号时收到暗信号，那昼夜节律就会遭到破坏。大家都知道长途飞行后那种昏昏沉沉的感觉是什么样的——人体的昼夜节律与自然节律不同步，与外部刺激也是互相冲突的。[15] 那些经常昼夜颠倒（比如需要上夜班）的人，也会出现睡眠紊乱的问题，我们会发现这类人更容易患慢性疾病。[16]

你可能听说过一种名为褪黑素的激素，而且很好奇这种激素是如何融入人体这个节律混合体的。夜幕降临时，视交叉上核不再有光感，便会向松果体发出产生并释放褪黑素的信号。随着这种激素进入血液，身体会越来越放松，睡意也会越来越浓。[17]原来如此！褪黑素通常被视为一种睡眠激素，但正如后文所说，也许叫它黑暗激素才更准确。我们的身体在没有光照时会释放褪黑素，对大多数人来说，这段时间恰好就是睡眠时间。[18]你可能在杂货市场的过道和亚马逊网站上看到过褪黑素的广告，因为它是唯一一种无需医生处方就可获准销售的激素。[19]由于褪黑素与夜晚的黑暗有关，黑夜越长（秋冬两季便是如此），人体释放褪黑素的时间就越长。相反，春季和夏季白天较长，黑夜相对较短，缩短了褪黑素的释放过程。（当然，如果把药店买来的褪黑素当成薄荷糖吃起来没够，那也就无所谓白天黑夜了！）

其次，褪黑素是一种化学信使，会将外部环境中光的扩张和收缩周期与人体自有的主生物钟连接起来。例如，褪黑素会使各种消化道分泌物、各种酶脉冲以及免疫系统活动的各个周期同时出现，甚至连皮肤都有自己的昼夜节律，清晨时会对紫外线辐射表现出更强的抵御能力。[20]褪黑素让大脑能够协调人类的季节性节律以及与这些节律保持同步的生理过程。[21]但当人们晚上暴露于灯光之下时，哪怕只是少许灯光，褪黑素的生成量也会减少，所有这些过程也就会变得杂乱无序。是的，这就意味着像夜间照明这样的日常环境，以及电子产品和家用电器这些现代用品所散发的看似无害的光，可能会严重影响睡眠，进而危及我们的健康。正所谓事情虽小，影响重大。

季节性健康模型

对人类的生理节律及其运作机制的探讨越深入，就越能发现其中的复杂性——我的研究不过是蜻蜓点水罢了。但如果从个人健康角度出发，结合自身体验和行为以及人类大脑中有助于塑造这些体验和行为的关键激素来看待节律问题，这些节律就变得更简单、更直观，也更有用了。在睡眠、饮食、运动及社交四个核心领域，我们可以把相关体验分解为相应的四个概念板块或者一年中的四个季节——春、夏、秋、冬。在本书第一章，我们不妨依次快速了解一下这四个季节。

首先是春季。一年的四季轮回中，春季是人们从冬天的蛰伏中苏醒、逐渐恢复活力的季节。春天的到来标志着复苏与重生，有人会以宗教传统节日（如复活节）纪念这个季节，也有人利用一年一度的"春季大扫除"仪式，将房子装饰一新以示庆祝。许多人都因春天的来临而满心欢喜，对即将到来的夏季中的乐趣与活力满怀期待。

这种欢呼雀跃在某种程度上可能源于春季供应的食物。在春季，上一年秋天剩下的根茎类蔬菜和笋瓜等食材越来越少，地里会出产更多类似叶菜这样新鲜的速生蔬菜。如果让我想一种最能代表这个季节的激素，我会想到多巴胺。需要提请大家注意的是：这样讲并非是从生理学角度分析与季节相关的激素阈值。相反，我其实一直认为每个季节都有其个性特征及特色。某些神经递质和激素在人体内不断流动，以令人着迷甚至不可思议的方式，象征或体现着不同季节的基本元素。以代表春天的多巴胺为例，从神经化学的角度来看，多巴胺标志着春天，是因为它触动或激励人们去冒险、猎奇、探索。从专业视角来看，多巴胺是一种神经递质，因为它是由名为神经元的脑细胞释放的。当然，多巴胺之所以恶名昭彰，是因为它让人期待奖赏、渴望快感、调控情绪、嗜物成瘾。春季本质上是多巴胺的季节，这种说法并无不妥。

说到季节，春夏两季在主题上是有关联的。从广义上讲，这两个季节都是让人更外向、更健谈、更多产的季节。春季，家中打扫停当之后，人们往往愿意接触和认识新的人，去新的地方。这种意向在夏季派对和邻里烧烤聚会的几个月里会不断膨胀、增强。由春入夏的过程中，我们的身体渴望更多富含碳水化合物、高热量的食物。在这个时期，应季的含糖水果种类丰富，人类的祖先只要有可能就会大快朵颐。提到夏天，我脑海中最先出现的激素是肾上腺素，这种激素在应对知觉压力方面的作用是公认的。肾上腺素的作用是，它有助于人们在压力之下集中注意力，提高执行力。对了，还有一点，从生物化学角度来看，肾上腺素是由多巴胺合成的。[22] 无论怎样定义这些术语，能让我们对即将到来的一切兴奋不已的多巴胺可以通过生物化学过程转化为肾上腺素，有助于我们表现出色，战胜压力重重的挑战。象征春天的主题（多巴胺）经过生物化学作用转变为象征夏天的主题（肾上腺素），我发现这种转变令人着迷甚至意义深远。对人类的祖先来说，行动力可能意味着要与邻近部落或饥饿的捕食动物做斗争。对现代人来说，行动力则可能意味着鼓起勇气开拓自己的事业或向交往已久的对象求婚。无论对哪个群体而言，肾上腺素都关乎行动和打拼，而夏天则完全关乎行动力和随之而来的压力。

整个夏季，我们全身随时都是满满的肾上腺素，因为我们处于长时间的压力之下——熬夜、刺激、未完成的事宜、繁重的工作，所有这一切压得我们喘不过气来。你可能在想，"挺住，哥们儿！夏天就该放松休闲，漫步沙滩，不会有那么大压力"。此时，我并不是从消极的心理学意义上谈论压力。我说的压力仅仅是指强加于我们身体和思想上的各种要求，这些要求需要认知资源和代谢资源来满足。毫无疑问，多巴胺和肾上腺素都能让人感觉良好。我们甚至称寻求刺激的人为"肾上腺素瘾君子"，这也凸显了这个群体对这些内源性物质成瘾的特性。事实上，压力激素肾上腺素和内啡肽（一种天然止痛药）以及春夏两季所有经验性特征都让人感觉非常好，凡此种种，即使夏天已经过去，我们也很难摆脱。当我们受到过度刺激或负荷过重，我们就会以一种更加消极和超负荷的方式去对待压力。压力过大时，我们通常会感到疲倦劳累、心烦意乱。

从夏季到秋季的季节性转折至关重要，也往往很难顺利过渡。在秋季，新鲜水果的供应量会逐渐减少，地里出产的多半是含糖量较低、富含淀粉的根茎类食材。随着天气转凉，白天变短，我们往往爱吃更加丰盛、多肉的美食。感恩节大餐是秋季饮食的理想代表。完全蛋白质（火鸡）是这顿大餐的精髓，再搭配土豆泥等营养丰富、饱腹感强的蔬菜。感恩节的餐桌上一般没有加草莓的羽衣甘蓝沙拉和菲达奶酪，除非你要迁就从加州远道而来的只吃素的阿姨。嫩叶菜和浆果是春天的食物，在感恩节的餐桌上它们可能会显得格格不入，因为我们的身体在每年的这个时候会自然而然地渴望更多蛋白质和脂肪，和夏天相比减少了对糖的消耗。

如果刚才提到的秋天没有羽衣甘蓝沙拉这件事让你难以接受，那就要请你做好准备，因为接下来这番话就更难接受了：秋天体重略有增加是正常的。感恩节时见惯不怪的过度进食的做法就印证了这一点。这种饮食模式在理念上与这个过渡季节的特征很契合，因为我们的身体也会表达这种生理诉求，"我必须摄入大量的热量，因为寒冷的冬天即将来临，我真的应该为此额外增加一点体脂才好"。适度的季节性增重很正常，也不会对身体造成任何损害。然而，问题又来了——我们被困在某种模式中，没有自然过渡到下一阶段，这一阶段原本是能够对前面的季节自然而然地做出重新调整的。想到秋天，我脑海中浮现的神经递质是血清素。血清素与奖励及愉悦、意义及感激有关，是成人版的肾上腺素，不仅能让人感觉不错，还能促使我们思考更广阔的前景，考虑与他人合作，畅想未来。本书后面几章会对此做详细说明，血清素还和领导力、对社会的贡献以及与他人的联系有关。

就像春夏两季一样，秋冬两个阶段在理念上也是互相联系的。一般来说，春夏季节人们总是行动迅速，工作努力，呵护自己；而秋冬季节会让人放缓节奏，重建联系，与生命中最重要的人亲密相处，浓情陪伴。当冬季到来时，可利用的天然碳水化合物越来越少，人们倾向于摄入更多的膳食脂肪（其中完全蛋白质在所有季节中都保持稳定的特征）。这与寒冬季节大多数体育活动，尤其是那些需要大量碳水化合物提供能量的活动（如急速快跑或自行车运动）自然减少的做法非常契合。提到冬季食物，我们常常会想到小段排骨、暖心暖胃的丰盛炖菜、热汤，想到在外面挨饿受冻后回到家吃那些暖和身子、滋养身体的食物。

想到冬日里人与人之间的温暖和亲密，我脑海中浮现的激素是催产素。代表秋天的血清素展现了这个季节的连接性，而这种连接性恰如其分地引出了冬季的催产素。催产素是一种关键的神经肽（神经元用来相互传递信号的物质），对加强人与人之间深层的、亲密的联系至关重要。人在怀孕、分娩和哺乳期都会释放这一激素。催产素被刻板地定义为"爱情激素"，是因为人在亲密而浪漫的性接触中会释放这种激素，甚至在交谈过程中的眼神交流、亲密的身体接触和非性接触也会释放催产素。所以，与其说催产素是"爱情激素"，倒不如说它是"亲密激素"，它让秋天人与人之间的广泛联系让步于冬季更深层的信任和亲密关系。

困在夏季

多么美妙的循环啊！人们的社会交往、行为活动、睡眠作息和营养摄入与季节的变换微妙地联系在一起。但是，你可能猜到了，有个问题：在现代社会，我们变得像金姆一样困在了夏季。我的意思是（多数情况下）我们被困在一个令人愉悦又充满压力的世界。正如我们所见，无论是从字面上还是内涵上来说，夏天都是一个美好的季节，这个季节日长夜短、活动多多、刺激满满。在夏季，激素的神经化学刺激和神经递质（如多巴胺）导致我们大量摄入含糖且碳水化合物含量高的水果。这是正常的生理选择……毕竟这是夏天。

但是，在农业革命之后，随着人类进入定居文明，我们逐渐放弃了所有季节性波动，行为方式上也一直很难实现由夏入秋的自然转折。自从开始种植谷物和其他农作物以后，人们一年四季都能吃到富含碳水化合物的食物，这些食物最终构成人类"文明"饮食的主体部分。而在几百年前的工业革命之后，高度加工、高血糖指数的含糖食品也是层出不穷。如前文所说，人们在夏季往往压力重重，渴望这样的食物是正常的，这些渴望是身体对短期压力源产生的适当反应。遗憾的是，许多人从来没有从夏季模式走出来，这意味着我们连续几年甚至几十年都偏爱以碳水化合物为主的夏季饮食。事实上，我们也在围绕着这一饮食习惯构建整个饮食系统。

很多现代疾病都因人们长期固守夏季模式而起。以睡眠为例，办公楼里的人工照明，杂货店的荧光灯，以及蓝光（比如手机和电脑屏幕发出的光）都会严重扰乱我们正常的昼夜节律，一旦暴露在这些光源下，我们就会向大脑发送这样的信息：现在是白天，是夏天。这会让我们的睡眠时长和睡眠质量受到影响，导致我们的身体渴望摄入碳水化合物，以快速补充能量。是的，紊乱的昼夜节律会勾起人们吃甜食的欲望。若周遭都是具有破坏性的人工照明设备，特别是太阳落山之后依然明如白昼，我们就越来越难以听到身体深处发出的声音："嘿，现在是冬天，去吃点有营养的炖牛肉吧，别总盯着苏打汽水和巧克力松饼啦！"

这种直觉和饱腹感信号被淹没会直接导致暴饮暴食和过度肥胖。遵循节律的人类祖先夏季也曾过量食用含糖水果和当季植物性食物，以此取代一些富含膳食脂肪和完全动物蛋白的食物，这是有道理的，因为夏季的季节性压力产生了神经化学刺激，让人们倾向于选择热量高的含糖食物，放弃饱腹感更强的完全膳食蛋白和富含健康脂肪的食物。但其实含有完全蛋白质和脂肪的天然食物非常耐消耗，因为这些食物营养丰富，而且还富含最具饱腹感的常量营养素，其本身抑制人体自然产生的饥饿信号的效果，要好于碳水化合物生成的等量卡路里产生的效果。年复一年地过量摄入富含碳水化合物的食物，特别是由低营养食材制成的精制碳水化合物，会导致胃口和新陈代谢失调，会让人们陷入食欲旺盛、暴饮暴食的泥沼。结果就是身体会渐渐出现慢性炎症、代谢紊乱、体重超标，最终患上慢性疾病。长期的夏季饮食模式也会给人们留下长期难治愈的一些疾病。

凡此种种，很容易中招，因为从夏天到秋天的过渡很难，这一点我们得承认。人们很难对夏季拉斯维加斯的欢乐和狂热彻底罢手，遁入山林找一间安静的小屋度过秋季。这在直觉层面和神经化学层面都是说得通的：从神经化学视角来看，与收缩和宁静相比，扩张和兴奋产生的激励作用和回报感要大得多。在现代社会，夏天是向外扩张的行动阶段，而顺利进入收缩阶段则要求人们更专注、更自觉。在自然界中，收缩阶段只是整个周期的一部分，但在当今社会，我们需要着力重新引入收缩阶段，并将收缩重新定义为平衡、稳定和健康。还记得上次听到新闻头条中正面报道人们对股市不景气或公司盈利减少这类状况有多兴奋是什么时候吗？扩张至关重要。想想以狩猎采集为生的人类祖先吧，如果没有神经化学作用激发他们去探索、冒险或猎奇，会发生什么呢？他们会待在一个安全又安静的地方，耗尽手里的资源，最后很可能会饿死。我们需要多巴胺带来的神经化学刺激给我们激励，需要肾上腺素增强我们的行动力，促使我们行动、冒险、学习新事物、探索世界……以及活下去。但是如果不把这类活动限定在适当的季节，或是一直不停地探索，就会出问题。就像航海探险家一样，我们需要定期停航靠港，否则就可能迷失在大海中，补给不足，感觉与之前的根脉脱节了。

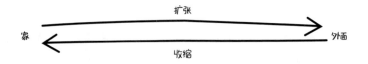

各位别忘了，虽然多巴胺和肾上腺素令人愉悦，但它们也会让我们目光短浅，以自我为中心。这两种激素让我们专注眼前的挑战和景况，但也蒙蔽了我们的双眼，让我们对其他观点、其他人、其他生存之道视而不见。瘾君子经常与生活中的实际问题脱节，某种程度上正是因为这个原因，他们过度沉迷于对人具有破坏性的神经化学模式。这些神经化学刺激此刻可能会让人感觉妙不可言，却无法引导我们明智地规划未来或深刻地反思过去，也不能促使人们以更宽阔的视野、更综合的视角思考问题或是静思己过。我不知道你是什么情况，但被夏季所困的确令人筋疲力尽。许多父母在夏季结束时，都想知道家里的孩子究竟何时返校，自己好喘口气，难道你没有同感吗？人们经常期盼秋天到来，因为这个季节白日变短，可以早早入眠。如果这种想法听起来耳熟，那你可不乏同道中人。许多人（包括我自己在内）平日里总会觉得疲惫不堪，但我们告诉自己，不能就这样在疯狂的状态中停下脚步（除非生病了。生病通常是身体以自己的方式告诉我们："嘿，我这里真的需要更多关心和呵护呦！"）。这种负荷过重的感觉困扰了很多人几年乃至几十年。你甚至可能都意识不到超负荷的问题，因为自己已经在这种夏末疲惫状态下生活了太久。但如果此刻你真的感觉疲惫不堪，一定要牢记：不要听之任之。如果你感觉生活失衡了，那是因为它真的失衡了。

打破夏季模式——适应节律

许多人的生活与金姆多少有些相似，我知道自己生活中有些阶段就是如此。假如我只有一个小时的时间与她商讨，我会这样开启我与她的改变之旅。我会为她介绍扩张和收缩以及季节变化等简单的概念，并鼓励她着手培养一种循环有序或波动有律的心态。说到她的社交活动时，我会鼓励她想些办法让自己和家人都慢下来，抽点儿时间陪陪彼此，其他时间仍然可以参加自己喜欢的活动，找点儿刺激什么的。金姆用不着做什么惊天动地的改变。她可以单纯从多花点时间陪伴孩子入手，拿出一点儿时间跟孩子们聊聊一天过得怎么样，甚至可以建议全家人来个集体冥想。对金姆和我们所有人来说，（改善健康状态）更重要的一点是即时投入并开启试验——不仅要恢复我们的社交节律，还要恢复饮食、运动以及睡眠的节律。从哪里开始并不重要。只要从某个环节开始了，我们就会逐渐意识到身体与生俱来的节律，并逐渐摸清该如何适应这些节律。

由夏入秋的转折，是具有对抗性的惊人转变，甚至可以说是有违常理的转变。但正如我在本书后文所写，尽管人们可能喜欢夏天的刺激和乐趣，但也可能因为总是处于这种状态而感到内心有点空洞或空虚。因此，人们逐渐把自己的模式调回秋冬行为模式，以得到治愈并获得深层次的满足感。比方说，金姆很可能不想每周都出去和姐妹们喝酒、吃奶酪，因为她太累了。她那几个孩子的同学生日聚会，她可能不想每次都参加，尽管不参加可能会有些许压力。有时我们会对大型社会活动趋之若鹜，希望有机会出席或主持盛事。但只有放慢脚步，了解内心最深处的愿望时，才能知道这是不是我们真正想要的，而不只是因为根深蒂固的习惯或社会期望。人们总是对所有事情都抱有期望，而当我们允许自己放慢脚步，缩小圈子，与所爱之人建立一个更有意义、更加亲密、更用心呵护的小圈子时，我们通常就会获得某种程度的解脱。

如果放慢节奏，安顿下来，全身心沉浸在有利于休养生息的秋日时光中，我们的身体会更加健康，生活也会更加充实。来年的夏日仍会在那里向我们招手，但现在，抓住一个姗姗来迟的机会去休息和充电吧。接下来的四章会更加详尽地探讨人们在四个关键领域——睡眠、饮食、运动和社交是如何受困于夏季模式的。在这个全天候在线与技术饱和的世界，让我们从一个被很多人误解和忽视的领域开始：实实在在睡上一觉。

第二章

睡眠：一切始于睡眠

一切始于食物。至少我是这么想的。迄今为止，我已经举办了超过 150 场研讨会，还写了两本关于食物的书，其中一本就用了这句话做书名。但正如我在本书引言中所说，我对食物的研究是基于更广阔的视野，与季节和地球紧密相关，涉及生理、心理及情感等诸多元素。本书旨在为读者提供一个以科学合理的理念搭建的框架，在这个框架下，人们可以制定更个性化、更细致的个人健康及保健方案。食物是一个重要起点，但绝不是唯一焦点。

实际上，我的健康及保健方法一直都涉及多个方面。在我职业生涯早期，我做了将近十年的理疗师，后来逐渐将业务拓展到体能训练、营养学以及功能医学等领域。第一次见到像金姆这样的人时，我就开始尝试以不同的起点快速重启他们的生活。有时以力量训练和心血管调节练习为起点，试图通过加速代谢率、改善肌肉质量等类似手段提高整体健康水平，有时也尝试以压力管理作为切入口。但很快我就发现，食物才是最实用、最有效的出发点。

当我们"困在夏季"时，就会遇到各种令人头昏脑涨、困惑不解有时甚至有点让人沮丧的问题。这种种问题可以通过食物有效干预，因为改变饮食确实能快速提高一个人的生活质量。生活方式的其他改变对达到最佳健康状态十分重要，但其效果（相比改变饮食的成效）更难以察觉，而且经常是察觉不到的。然而，回过头来看，我觉得自己之前也许过分强调了食物的重要性，而低估了睡眠的重要性。从前在指导客户或举办研讨会时，我发现如果人们不把睡眠放在第一位的话，饮食再有营养也没用，整体健康水平还是偏低。好的睡眠质量是建立在富含营养的饮食上的，通过改善饮食，我们的睡眠质量可以得到显著甚至奇迹般的提升，而睡眠又是我们身心健康、情绪稳定和社会适应良好的基本要素。在很多情况下，睡眠的重要性远胜于食物的重要性。所以我特此纠正之前的说法：最佳健康状态其实始于睡眠，始于睡眠所遵循的（或应该遵循的）内在节律。

美国的睡眠衰退

记得几年前在一场研讨会结束后，一位约 30 岁的女士向我走来，咱们权且叫她吉尔吧。吉尔酷爱高强度间歇训练（HIIT），包括一些爆发力十足的剧烈运动，比如疾速短跑、举重、壶铃训练等。研究表明，相比强度较低、时间较长的训练，HIIT 可以使肌肉更发达，促进新陈代谢，在增强体能方面更有效。[1] 吉尔显然对高强度间歇训练十分痴迷——一天做好几套这样的剧烈训练，一周坚持 6 天。她在饮食上基本遵循着 30 天全食疗法，不吃加工食品、人造甜味剂和谷物，只吃健康的蔬菜和完全蛋白食物。然而，从她简短的概述中，我已经很清晰地意识到，她很可能过于限制自己的进食量了。

吉尔的状况令我颇为困惑。乍一看，她瘦削而健壮，许多朋友和路人都很羡慕她的身材，用类似"劲爆""硬核"这样的词来形容她。人们会恭维她说："哇！你身上一点赘肉都没有，看着你我就想把臀部的肉减掉，我也要多多锻炼！"但是外表往往具有欺骗性。仔细看看吉尔，就会发现她满脸倦容，与刚熬了通宵的人别无二致。熬夜之人，多半靠咖啡因和糖硬撑，睡眠不足，皮肤看起来有点粗糙，面容憔悴，双眼之下眼袋凸显，肩膀微微下垂。吉尔看上去就是这副模样。她的皮肤上有很多印记，这是长期过量高强度运动的人才有的印记；肤色有些暗沉，皱纹过早地爬上了脸庞。这种情形在我那些进行耐力训练的客户身上见得多了。这种高强度训练带来的长期持续性压力，会让人体内的皮质醇持续释放出来，导致胶原蛋白等物质遭到结构性破坏，而胶原蛋白等物质可以让我们的脸部和皮肤看起来年轻又健康。

与我此前见过的很多竞技运动员一样，吉尔正走向早衰，并且不只是外表上的早衰。她的激素分泌已经失衡，月经周期也不规律，这就意味着她患上了经前期综合征（PMS），而这可能会引发不孕症。她的日常状态也不好，上班时要靠摄入咖啡因才能度过漫长的下午。这可不是最佳健康状态的样子。

当我问及她的睡眠质量时，她看起来很困惑，问："那有什么关系？"为了去健身房做晨练，她总是日出前就起床，午休时得空也会回到健身房，要么就是晚上再去。等她锻炼完，开车回家后再做顿晚餐，就已经到了睡觉时间，或者说此时本该进入梦乡了。因此吉尔入睡很困难，一点也不奇怪。高强度训练提升了皮质醇水平，让她的身体处于一种或战或逃的警醒状态。从人类进化的角度来说，这种严阵以待、高度警觉、易受刺激的状态是我们在大草原上抵御虎视眈眈的捕食者时的完美反应——为了保命，要么逃走，要么战斗！但这样的状态显然不是入睡前身体应该有的最佳状态，所以吉尔无法像在健康状态下那样睡得足、睡得好。

即便这些事实就摆在眼前，吉尔仍然不愿谈及自己睡眠不佳和摄入咖啡因的问题，她只想知道自己应该将碳水化合物的摄入量降低到什么程度才好，因为当时她正努力减掉顽固的腹部脂肪。这正是我先前在长跑运动员和铁人三项运动员（以及其他娱乐健身类运动员）身上关注到的现象：他们的四肢肌肉发达，强健有力，看起来相当瘦，但如果仔细看，就会发现他们通常都有小肚子，这是长期训练导致皮质醇释放过量的典型特征。吉尔确信她需要调整自己的饮食，因为按每周10~12套训练的频率，她根本没办法再做更多的训练了。结束晚上的高强度训练回到家后，她通常需要几小时来放松，在此期间家里开着明亮的灯，她要么看电视，要么用笔记本上网，要么在手机上和朋友聊天，要么（按她的习惯）把这几件事挨个做一遍。

刺激一波接一波地袭来——朋友发来多条信息，手机提示信息导致体内多巴胺剧增，在线收看网飞节目的平板电脑发出的蓝光导致褪黑素减少，等等。最终她会拖着疲惫的身子上床，或是在一堆嗡嗡作响的电子设备中间睡去，与其说是全身放松平静睡去，不如说纯粹是因为精疲力竭瘫倒睡去。吉尔觉得疲惫不堪且焦虑不安，总是半夜时分才能进入她自己说的相对较轻的睡眠状态，她的起床闹钟设成早上 5 点，疲惫而焦虑的一天打此刻起又重新上演了。

多么希望我可以说这样的案例罕见而又极端，但这样的例子今天实在比你想象的更普遍。虽然具体细节不尽相同——有时候人们早起并非为了晨练，而是因为赶着上班，但主要模式通常是一致的。现代文明正备受睡眠严重衰退的煎熬。美国疾病控制与预防中心（CDC）的报告称：超过三分之一的美国公民每晚的睡眠时间少于专家建议的 7 个小时，[2] 20 世纪早期的情况则不同，那时美国人的睡眠时间是 9 小时左右。[3] 然而，随着人工照明的出现，我们的经济发展和睡眠习惯都发生了彻底改变。随着 20 世纪电灯的出现及普遍使用，以及 21 世纪以来液晶屏幕的兴起，我们的睡眠质量一直在持续走低。[4] 而今我们在一个全天候灯火通明的世界晚睡早起，不夜城的风潮已经席卷了整个现代世界。

许多人不顾乏累盯着屏幕熬夜的原因如出一辙。白天的时间不足以让我们做完所有想做或该做的事。如果选择住在离工作地点较远的地方，或是迫于住房支付能力等经济压力住得较远，那每天的通勤时间会更长。清晨或深夜也许就是我们仅有的私人时间，此时不用为工作操心，通常也没有孩子闹人。我们的日子和时间排得太满，以至于当有额外的事落到头上，就得从睡眠时间里借（可理解为"偷"）时间。我们习惯把睡眠时间当作信用卡一样，总觉得自己还有钱可花，但事实上却只能勉强维持最低还款额。

但情况真的有那么糟吗？曾有观点认为，前工业社会中的人类祖先比后现代社会中的人们睡眠时间长，我们现在也应该从日落睡到日出，因为古人就是这样做的，但最新研究对这个观点提出了挑战。加州大学洛杉矶分校的研究人员之前对三个尚未工业化的当代族群的睡眠习惯做过研究，这是为数不多的几个尚未通电的族群。[5]研究人员认为，对这几个族群的研究或许能揭示当下的睡眠趋势。如果没有人工照明和数字技术，我们真的会睡得更长、更香吗？

乍一看，这项研究似乎表明这几个族群中的人比现代社会中的大多数人睡眠时间多得多——每晚睡七到八个半小时。然而，在对所收集的数据进行进一步分析后，研究人员发现，这群人躺在床上这段时间里，只有五个半到七个小时是实实在在地睡觉，这和现代后工业社会的情况差不多。[6]

这项研究引发了许多评论与解读，其中最鲜明的观点就是大家完全可以放心——因为从午夜睡到早上五点半的睡眠习惯实际上是完全正常的。加州大学洛杉矶分校塞梅尔神经科学与人类行为研究所的研究小组负责人兼精神病学教授杰罗姆·西格尔（Jerome Siegel）曾公开表明，"一直以来始终有观点认为，现代生活让现代人睡得比古人少，但我们的数据表明这根本就是谬见"。[7]该研究的主要负责人、新墨西哥大学博士甘地·耶蒂什（Gandhi Yetish）回应道："发现了文中这些趋势之后，我对自己的睡眠习惯安心多了。"[8]

我不太赞同那项研究的结论。这些族群的睡眠模式看似对他们挺管用，但基于我对数百名客户的咨询结果来看，同样的睡眠时长在压力更大的不同环境中似乎无法达到同样的健康效果。工业社会中，人类将那根具有隐喻性的蜡烛两端一起点燃，过度消耗着……用的还是高温加热的喷灯。就像高强度训练过后需要吃更有营养的食物才能完全恢复体力一样，在现代生活的压力和过度刺激之下，人们需要的睡眠时间也许要多于那些不曾用电的人。如果持续受制于经济压力、接触环境毒素、食用容易引发慢性疾病的加工食品、承受迎合大众审美或追求物质财富的社会压力，长期暴露在对健康不利的灯光下（无论我们是否睡着，这种灯光都会降低身体在相对黑暗的环境下的恢复质量），在这些因素的共同作用下，我们需要的睡眠时间或许就要八九个小时了。

你好，黑夜，我的老朋友——你好，久违的阳光

加州大学洛杉矶分校研究团队之前研究的那几个尚未工业化的族群，他们与现代社会中的人们在睡眠习惯上存在许多重大差异，其中很重要的一点便是，睡眠质量的高低不在于躺在床上的时间长短，而在于入睡前体验黑夜的质量和持续时间。9 人们似乎都渴望有助于恢复元气的高质量睡眠，而要开启这样的睡眠，黑暗环境至关重要。但很多人只是在躺在床上试图入睡时才会置身于黑暗的环境中。即便在那时，本该黑暗的卧室也根本就不暗，因为卧室里常有夜光闹钟的光以及各种电子设备发出的光，还有路灯和车灯等外源光造成的光污染，更别提整晚消息提示不断的手机发出的光和噪声了！（你肯定会说"可我的手机就是我的闹钟啊！"。）

尽管很多健康专家都强调睡眠的重要性，却极少有人明确提及上床睡觉前在黑夜中待一会儿其实对身体很重要。康涅狄格大学的医学教授理查德·史蒂文斯（Richard Stevens）是个例外。加州大学洛杉矶分校的研究团队居然没有把人们入睡前在黑夜中度过的时间纳入睡眠研究范畴，这令史蒂文斯颇为惊讶。"该研究的结论中有一个关键方面没有另外撰文讨论，这篇文章本身也没有讨论。"他在《华盛顿邮报》上这样评论道，"尚未工业化的族群中的人们比工

业化社会的人们在黑夜中待得更久。"[10] 然而与史蒂文斯持同样观点的许多专家，正逐渐意识到人体有明显的白昼生理机能和夜间生理机能，前者是暴露在明亮的自然光下触发的，后者是置身于无光的黑暗环境中触发的。在白昼生理状态下，我们（应该）是警惕、活跃、高效和饥渴的，这是因为白天（产生的）主要激素和皮质醇、多巴胺和血清素等神经递质在起作用。[11] 日落之后，人体从白昼生理机能过渡到夜间生理机能，这时体温开始下降，代谢率减缓，随着睡眠激素褪黑素在人体内的增加，我们的身体已经准备好进入睡眠状态并且开始昏昏欲睡。除此之外，正如本书第一章所写，褪黑素本身并不是一种睡眠激素，而是一种（在黑暗环境中分泌的）黑夜激素。

好了，你就承认了吧。你肯定总会悄悄打开笔记本电脑看几集当红家庭剧《我们这一天》(This Is Us)，或在优兔视频网站随便刷个一小时的视频，让双眼完全暴露在人造光源下。当睡意袭来，你终于关掉电视、手机或电脑，希望马上进入深度睡眠状态。可通常情况下人们不可能马上睡着，对不对？因为人体的昼夜节律就像季节性节律一样，都有过渡时期。人体和灯泡不同，并非只有开和关两种状态。每天晚上，人体都需要从一种生理状态（白昼）过渡到另一种生理状态（夜间）。如果没有这个循序渐进的过渡，人们内心依然像白天一样浮躁，且越来越焦虑——常常会焦虑到无法入眠。如果失眠，我们就会盯着屏幕看个没完，或者起身看电视，整晚零食不离口，再来一个冰激凌，或者一直刷手机。或许人们会借助不同的助眠手段入睡，包括使用助眠器械、服用助眠草药或其他药物。2015年美国人在购买白噪声机器、睡眠床垫、睡眠沙发、小型睡眠器械、手机睡眠软件以及大量类似用品上，总消费额为 410 亿美元。英国广播公司研究中心的一个分析师预计，到 2020 年，这个数字会增至 520 亿美元。[12]

那怎么办呢？难道日落之后就把灯关掉，假装已经解决了睡眠上的痼疾吗？我倒希望真有那么容易。首先，如果你认为让人们放弃最爱的食物并改变饮食习惯很难，那就设法让他们放下手中的手机或平板。其次，在黑暗环境与明亮环境之间做好平衡，这也是最奏效的做法。人体的夜间生理机能与白昼生理机能是密不可分的，后者高度依赖充足明亮的光线，尤其是清晨的阳光。

这就是问题所在，我们在晚上接触太多（灯）光，而在白天又得不到足够的（阳）光。很多人，也许是大多数人都过着日夜颠倒的生活。我们的白天昏暗如夜，夜晚却明如白昼。夜班工人显然是最极端的例子，但我此处所说的不只是他们。现代发达社会中有相当一部分人在室内工作，极少有机会接触自然光，包括隐没在多层购物中心的零售人员，无法临窗而坐的上班族，无窗建筑内作业的工厂工人，医院里的医护人员，遮光蔽日的雷达室中执勤的空中交通管制员，等等。我最近注意到一家当地的自行车店把店里的窗户（自然光的唯一来源）都堵死了，就为了增加几平方米空间来放货架。除此之外，随着都市生活水平不断提高，大城市不断向周边拓展，因为极少有人能承担得起通勤距离较短区域内的住房费用，很多在城市工作的人都必须在日出前离开家，日落后才回家，一年中大部分时间都这样。

情况越来越糟糕。在阳光明媚的早上，环顾四周通常会看到很多人戴着墨镜。甚至在没有阳光的早上，或者在地铁里，你也能看到有人戴墨镜。在类似纽约这样人口稠密的大城市，周边建筑会遮挡大部分阳光，留下大片阴影。但在阴影下你还是会看到人们戴着墨镜，越发遮住了阳光。在工业化社会之前，人类祖先总是在稍早于日出时醒来，整个早上都活跃在明媚的自然光下（不会戴着雷朋墨镜），这与现代人形成鲜明对比。幸运的话，我们兴许能在夏季早上晒它30~90分钟的太阳（不过墨镜和防紫外线风挡玻璃通常把灿烂的阳光过滤掉了），之后便匆匆走进室内，不仅错过了一天中最充足的光照，也错过了置身阳光之中的重要时段。

为了进一步了解人类的光照量（有何不足），首先需要了解两个度量单位：流明和勒克斯。流明是衡量光源本身光强的计量单位。设想一下，一只LED手电筒的强光直接照进你的眼睛和它离你50英尺（约15米）远照进来有什么区别。勒克斯收集光源的流明数并且将光照区域的各个因素考虑在内，得出光源的照度，例如我们可以将某个特定房间作为一个光源，用勒克斯来计量其照度。

为了让大家对勒克斯读数的范围和比值有所了解，特此说明一下。夏季晴天的日光可能会超过10万勒克斯，而室外同样的区域在昏暗的阴天照度可低至1 000勒克斯。全天的非太阳直射光可达到10 000勒克斯。晚上若是满月，照度则不足1勒克斯。晴天的日出和日落时分照度约为400勒克斯。现在我们将这些自然光的照度和人工照明下的读数做一对比。办公室里明亮的灯光大约为300到500勒克斯（和日落时差不多），办公室走廊大概是100勒克斯。灯火通明的家里起居空间的照度和办公室里差不多，但更有可能低于100勒克斯。这意味着自然日光比一般的室内灯光亮100到1 000倍。这差别可太大了！[13]

《追逐太阳》（*Chasing the Sun*）的作者琳达·格迪斯（Linda Geddes）和英国萨里大学的睡眠研究人员共同开展了一项有趣的光照实验。我在本书中提出，人类祖先在尚未工业化的时候，生活和睡眠都与自然界的昼夜节律同步，格迪斯遵照这个观点，结合个人实际情况，（在不耽误做工作、不耽误过日子的情况下）开始在日落之后尽可能避免接触人工照明，这样的生活持续了4周。这项实验还包括测量她本人日间接受光照的强度。[14]

某个特别的早晨，把几个孩子送到学校之后，格迪斯坐在公园里，测量得到的照度数值是73 000勒克斯。她一到办公室又测了一下自己办公桌位置的照度为120勒克斯。换言之，她白天大部分时间所在环境中获得的光照大约是她在日落时分可获得照度的四分之一，而只是她待在室外获得的照度的很小一部分。即便挪到一张阳光更充足的临窗办公桌前，照度也不过720勒克斯——还不到那天早晨在公园的照度的百分之一。

在为期4周的整个实验中，格迪斯试图在白天获得更多的照度，但第一周上午7点半到下午6点她的平均照度也只有不足400勒克斯，第二周低至180勒克斯（虽然很低，但相比实验前的基准线128勒克斯还是增加了）。这次实验在英国的隆冬之际展开，那时的日落时间是下午4点。尽管如此，室内和室外的照度差别还是非常明显的，不论在哪个季节，室内环境的照度都不足室外的百分之一。

受格迪斯的实验启发，我从电子产品商店买了一块测光表，开始每天测量自己所处的不同环境的照度。不管天气如何、云量如何，室外光的照度一般来说至少是室内光的10倍，最高达100倍，从无例外。清晨，我屋内的照度大概是 100 勒克斯，而同一时刻阳光直射的室外照度则为 1 000 勒克斯。在当地的咖啡店，坐在室内感受到的照度为 300~400 勒克斯，而坐在室外的照度会高达 3 000~4 000 勒克斯。相反，夜里室外的照度低于 1 勒克斯，而室内开着散发明亮蓝光的灯，照度会达到约 200 勒克斯。把主灯关掉换成瓦数低的白炽灯，照度就会降至 10 勒克斯以下。

正如这些实验所证实的那样，现代人在白天得不到所需的自然光照。于是人们便长期受困于夏季睡眠模式。我们的白天实际上就像高纬度地区的冬天，阳光很弱。室内生活大多时候给大脑中的光敏部分传递这样的信息——现在是黎明或傍晚。日落之后人们在明亮的人造（蓝）光源下待的时间越来越长，只需按下按钮打开开关，瞬间便可切换至高纬度地区的夏日强光模式，夜明如昼。难怪我们的大脑总是不知该保持警醒还是该准备睡觉，我们发送的光信号实在是前后矛盾、有悖逻辑。在后面的章节中，我们会探讨人们的饮食、运动以及社会交流是如何持续受困于夏季模式的。一年到头都处于夏季睡眠模式中令人精疲力竭，这种有悖自然的模式会严重损害人类的健康。回归昼夜循环和季节性循环等自然变化轨道，是改善身心健康状况的重要途径，但常常被忽视。

亲爱的，一切都是神经学的事儿

经常性光照不足或身处黑暗中时间不足到底是如何破坏人体生理机能的呢？让我们仔细看看本书前文提到的光生物学基础知识与昼夜节律。自然日光（太阳光）是全光谱光源，包括：光谱一端不可见的紫外光（它与晒黑甚至晒伤以及皮肤中维生素D的合成有关），另一端不可见的红外光（让人产生暖感和热感）以及中间的所有可见光。全光谱中在人类的睡眠（睡与醒）循环中起到信号传导和同步作用的，是波长较短的蓝光光谱。蓝光环境会促使人类身体过渡到白昼生理机能，进入清醒状态；而无蓝光环境则会促使人类身体过渡到夜间生理机能，进入睡眠状态。正是这种节律性的昼夜循环决定了第一章中所说的内源性昼夜节律。

　　眼睛中的受体（称为内在光敏感视网膜神经节细胞，ipRGC）是人体昼夜节律系统的一部分，它们含有一种由维生素A衍生的蛋白质色素——"视黑素"，这种色素对强烈的蓝色波长光很敏感，日出后不久的阳光中就有这种光。[15] 当晨光刺激这些受体时，会激活神经通路和激素反应，从而有助于提高我们的清醒度、警觉性和体温。实际上，这种光会唤醒人的身体并使其为这一天做好准备，还会抑制褪黑素的分泌。随着一天结束，蓝光的强度会逐渐下降，首先取代它的是可见的红光（例如日落时看到的红光，或由火光所发出的光），最终是完全的黑暗，这时褪黑素分泌增加，会启动身体的睡眠程序并帮助人们入睡（如果顺利的话）。我们大脑中的一个关键部位，视交叉上核或主生物钟日复一日地协调这些由明亮或黑暗环境触发的昼夜节律活动，并使其随节律同步推进。这样，我们能根据光的不同状态对身体进行精确的调整，能对不同的光刺激做出特定的生理反应。

色温

10 000	蓝天	蓝色
9 000	液晶屏幕	白色
8 000	计算机显示器	
7 000	阴天（日光）	
6 000	发光二极管（LED）	
5 000	正午阳光	
4 000	荧光灯	黄色
3 000	日光灯	
2 000	日出与日落	橙色
1 000	烛光，火光	红色

在睡眠方面，因为褪黑素水平低与睡眠结构差（我们睡眠时间的周期性变化）有关，所以许多人将褪黑素视作主要的"睡眠激素"。整夜失眠或难以入眠时，褪黑素含量过低通常是主要原因。这常常促使我们去当地的药店或上亚马逊网站购买褪黑素补充剂，用以改善日常睡眠或缓解旅途中的时差反应。但是，褪黑素只有作为白昼生理活动的下游产物来分泌才是最有效的，具体来说，就是褪黑素要在身体产生血清素后分泌才有效。

我一直把神经递质血清素称作秋季激素，它对人们的日常生活很重要，有助于调节我们的情绪、食欲、记忆力和学习能力，以及（你肯定猜到了）睡眠。清晨置身于明亮的自然光下有助于血清素合成（一种名为色氨酸的氨基酸以及其他维生素和矿物质在光照的作用下参与合成血清素，这些都可以通过一顿富含蛋白质的早餐来摄

036   跟着节律生活

入），并为人体夜间生理活动所需的褪黑素提供原材料。[16] 反之亦然。褪黑素含量低会导致睡眠不佳，这种思路过于简单化了。实际上，完整的逻辑应该是早晨曝光量低加上蛋白质摄入量低（导致色氨酸和辅因子摄入量低）导致血清素合成量低，从而导致褪黑素水平降低，进而导致睡眠不佳。如果我们的身体无法提供足量的原材料血清素，促进血清素合成的光照也不足，就不会有足量的血清素转化成褪黑素。你一定还记得一整天都在远足或都在沙滩玩耍后，那种全身轻松、疲而不倦的愉悦感，对吗？你一定还记得与朋友或家人围坐在篝火旁的那些日子里，自己常会自然而然想早早上床睡觉，而且通常会一夜安眠，对吗？没错，这就是充足的明亮日光、充足的血清素以及充足的褪黑素共同作用的效果。这是自然光对人体生理机能的正常影响。同时，现在大家也都知道，夜间电子屏幕发出的蓝光会抑制褪黑素分泌，因此即使我们白天接触了足量的自然光，晚上的非自然光仍然会削弱白天自然光的成效。[17] 这种现象非常普遍，因此专家们将其命名为：光诱导的褪黑素抑制（LIMS）。

褪黑素不仅对睡眠起作用，它在人体内还发挥着多种功能，因此对长寿与健康生活而言是必不可少的。褪黑素具有抗氧化特性，这意味着它可以抵御人体中的有害自由基，从而保护我们免受各种疾病的困扰，从偏头痛到致命的神经退行性疾病无一不包，比如阿尔茨海默病。[18] 褪黑素还可以增强我们的免疫系统，似乎还具有抗癌的功效，尤其是乳腺癌和前列腺癌。[19] 褪黑素受体存在于人体的多个部位，包括血管、卵巢和肠道，似乎可以通过与卵巢和脑下垂体的相互作用帮助女性调节生殖激素，甚至会影响月经周期、频率和持续时间。在人类之外的其他哺乳动物中，褪黑素还有助于求偶交配。

血清素是日间神经激素，但不要认为其功能与夜间激素褪黑素正好相反，与褪黑素功能相反的是皮质醇。和血清素一样，皮质醇也需在阳光等强光刺激下合成，是唤醒人们并促其开启新一天的主要激素。[20] 若清晨至上午 10 点左右（但不超过 10 点）皮质醇水平升高，就说明你是正常且健康的。我们都需要一个强大而合时宜的皮质醇节律，在这个节律下皮质醇从清晨（恰好在日出前）开始急剧上升，上午 10 点左右达到峰值，这期间光线充足（褪黑素水平低），白天剩余时间和晚上（没有了自然光，褪黑素含量开始再次上升）皮质醇含量下降。一旦皮质醇和褪黑素之间的节律性相互作用受到任何形式的干扰（尤其是长期的干扰），我们的身体就会付出惨重代价。前文已经提到皮质醇水平持续升高会对人体造成何种破坏，长期处于压力之下，就会出现早衰问题，腹部也会堆积大量脂肪，久坐不动的群体和业余运动员等人群均属此类。现代生活的许多方面都会在不恰当的时间提高皮质醇水平，同时抑制褪黑素分泌，包括许多常见的低热量饮食，不适时以及时间过长的禁食，过度锻炼（想想吉尔过度使用高强度间歇训练养生的例子就知道），轮班工作以及与其相关的昼夜节律紊乱问题，安排过满的生活带来的压力，甚至还包括不断刷屏浏览社交媒体时的焦虑。浏览社交媒体是许多人入睡前的惯常做法（注意：无论是为在社交媒体上呈现良好的形象而倍感压力，还是为媲美甚至超越他人而顾虑重重，都不是让你进入幸福的夜间睡眠的最佳选择）。与人攀比并不能让人放松，但社交媒体在规划设计时已经考虑到攀比因素了。这一切都会使皮质醇水平升高，这也是我们对日常生活压力做出应激反应的一部分。

对神经学的基础知识有了基本了解之后，我们现在就能更清楚地了解缺乏日间明亮的自然光照射可能会造成的破坏性影响。最新研究表明，在相对昏暗的房间里待太久可能会改变人类大脑加工信息的方式，并影响新的神经连接的生成。我查阅过的一篇报告的标题便是《昏暗的灯光会令人反应更迟钝吗》。[21] 日渐流行的宅居生活方式，也被视为全球性近视问题的幕后推手。在美国和欧洲，年轻人近视率高达 50%，这个比例在亚洲更高，大多数亚洲青少年都有近视问题，相比半个世纪前变化巨大。导致青少年和年轻人群体出现大规模视力减退问题的最大环境风险因素就是：一天中大部分时间都待在室内，缺乏充足的自然光照。[22]

缺乏充足的日照可能会对人们的心理健康产生影响，最具说服力的例子可能要数那些冬季抑郁症患者了。例如得季节性情感障碍（SAD）及其变体、亚综合征季节性情感障碍（SSAD）的患者。季节性情感障碍或亚综合征季节性情感障碍都属于抑郁症，它们与季节（秋冬两季发病概率最大）的光照变化有关，但也有在春季和初夏发生的病例。日照与人类的情绪、观念和幸福感的变化之间似乎存在明显的联系。

我们知道，冬季自然光会减弱，许多动物的行为会随之发生变化，有些会进入完全冬眠状态。白天光照量（持续时间和强度）缩减，血清素水平会随之下降，随之而来的便是日间的褪黑素水平上升，再加上饮食问题，比如特定氨基酸摄入不足，这些共同构成了冬季忧郁症的核心诱因，我们通常会觉得自己滑入这种忧郁情绪的泥沼难以脱身。[23] 居住地区远离赤道似乎是患上季节性情感障碍的一个关键风险因素，这进一步证明以下说法：自然光照的变化会加剧季节性情感障碍的发生。的确，在芬兰和美国阿拉斯加州等高纬度地区，大约有 1/10 的人受到季节性情感障碍的影响，1/4 的人受到亚综合征季节性情感障碍的影响。[24] 相比之下，美国佛罗里达州的此类病患比例则不足 2%。[25] 季节性情感障碍在冬季多云的地区更为明显，这进一步强化了这样一种观点：光照对人们的情绪和幸福感有着重要影响。

冬季发作的季节性情感障碍症状包括：萎靡不振，疲惫不堪，渴求高碳水化合物食物（以增加体内脂肪），睡眠不佳，注意力难以集中，感觉毫无希望或价值，存在自杀心理。而夏季发作的季节性情感障碍则有所不同，由于光照过量（例如夏季高纬度国家可能会经历的"白夜"），这时人们表现出来的症状更有可能是焦虑和躁狂。夏季发作的季节性情感障碍往往有容易过度刺激、过度活跃和强迫症的倾向，这些倾向通常与减重方法不健康有关，与体重增加关系不大。[26] 这些极端情况让我们深入了解到光照——太少，太多，不合时宜——对我们情绪和行为的影响。尽管在冬夏两季出现的季节性情感障碍问题可能都是些极端情况，但大多数人在连续光照下都会做出反应并经历情绪上的变化。我们很难不注意到，如今抑郁症和焦虑症的发生率正在增加，因为当下环境的光照与黑暗模式很可能是人类历史上最极端的情况。

日照不足不仅会导致血清素水平低，还会打乱皮质醇呈脉冲式分泌的节奏，但由于日照也会催化多巴胺的合成，因此日照不足也会导致多巴胺水平降低。[27] 多巴胺是我们传递动机、愉悦和想法等信息的神经递质，是昼夜节律系统的一部分，而昼夜节律系统实在太容易被现代生活所破坏了，想想现代生活中的毒品、酒精、色情、赌博和加工食品就明白了。是什么促使我们去寻找阳光？又是什么让我们置身阳光之中感到兴奋不已？是多巴胺。知道这一点，就不难理解为什么购物中心的显示屏总是比其他地方的照明灯亮得多。

多巴胺不足的症状包括情绪低落、精神疲倦、冷漠无情、缺乏动力、无法专心、"别惹我，烦着呢"，以及渴望获得令人满足的含糖、脂肪和盐分的食物。再看看上文中冬季发作的季节性情感障碍的症状，是不是听起来很熟悉？

重新发现黑暗与光明

在进化史的大多数时间里，人类一直与地球日夜交替的自然变化及周期保持联系和同步，包括与这些周期随不同季节出现的缓慢而稳定的起伏保持联系和同步。尽管白炽灯泡早已问世，但对人类生理节律影响最大的两个因素仍然是自然光和黑夜。如果我们日夜颠倒，其产生的影响是巨大的，这些影响几乎遍及人类生理习性的各个方面。然而，大多数人大多数时候仍然不了解光明与黑暗对人类产生的深远影响。对于情绪低落、精神不振和不时袭来的焦虑与抑郁，人们总是听之任之，好吧，这也是因为现代生活就是这样的，这一切就是这样！但我可不买账。

对光照模式对人体产生的影响有了越来越清晰的认识之后，我们就能摆脱生活中许多方面的困境。例如，你有没有发现自己很想吃糖，尤其在晚餐之后？在人造光源下熬夜时，我们会向自己的身体传达"现在是夏季的白天"这样的信息。人造光源不仅会抑制褪黑素的分泌，还会让人想摄入更多糖，因为夏季人们就习惯这样做。但本章提出许多令人惊讶的结论，其中之一也许要算"清晨光照不足也会产生同样的嗜甜倾向"。自己花几周时间做个试验，看光照不足是否会让你整天想吃甜的。如果你是不爱吃甜食的少数幸运儿，在阳光下待一会，看看自己的精力和情绪会不会有所变化（这些迹象表明你晚上可能睡得更安稳了）。想着手提高自我意识和直觉水平，先问自己一个简单的问题："上午我感觉如何？"想过这个问题，你才更有可能注意到自己下午3点左右精力骤降——也许也会像吉尔那样，用糖和咖啡因来应对这种情况——还会产生焦虑和抑郁情绪，这些都与昼夜节律失调有关。

无论是要克制对糖的渴望、提高活力、甩掉腹部脂肪、改善情绪，还是想让自己的生活和健康"摆脱困境"，我们都需要从睡眠入手。对自身睡眠和昼夜周期有了更多了解之后，你会发现自己的饮食和体力活动水平会同时得到提高，情感平衡及自然的人际交往等状况也会得到改善。小时候我们也许一直都怕黑，长大后还是这样，但怕黑的原因有所不同：我们受困于夏季睡眠模式，生怕屏幕指示灯不亮，指示灯亮表示别人给我们的照片墙动态点了赞，而这可以让我们的身体释放多巴胺。我们总是害怕错过（fear of missing out，FOMO），但那种害怕的心理会让我们以不健康的方式来对待自己的身体。是时候停下来让自己重新熟悉夜晚的黑暗和白天的光明了，当光明与黑暗达到自然平衡时，健康、长寿以及情感上的益处便会随之而来。我们要竭尽所能地让白天亮起来，让夜晚暗下来。

第三章

饮食：食无定法

说到食物，不知道是只有我自己陷入充斥着错误信息的模糊地带，还是我们大家都未能幸免？首先是 20 世纪 90 年代和 21 世纪初的低脂减肥运动，当时的无脂饼干和预制烙饼等产品，都会在包装上骄傲地印上"低脂"字样，人们对这类产品也是趋之若鹜。但后来，似乎就在一夜之间，低脂产品的铁杆粉丝数量锐减，因为新的研究表明，所有这些过度加工的低脂食品都会导致行动迟缓和心脏病，还会导致体重增加这一恼人问题。

不久后兴起的"原始人饮食法"很快也受到冷落。这种饮食法以"今人的饮食习惯应当与旧石器时代的祖先大致相同"这一观念为前提，先将饮食"原始化"，再将意大利面和烙饼这类食物商品化。遵循人类进化史的饮食方式，即由基因决定的饮食方式，才是最合理的出发点，而这场运动拒绝现代的面包、意大利面、烙饼或曲奇，不过是为了让其追随者重新制作这些食物的所谓"原始"版本，却没有看到这一噱头的可笑之处。遵循进化规律的天然健康原始食物，和用"原始"材料制作的现代工业化食品之间有着天壤之别。

如今我们生活在一个混乱而阴暗的后原始世界，在这个世界里，有些人转向"蔬食"或素食饮食，而另一些人则接受了低碳水饮食甚至生酮饮食（生酮饮食严格限制碳水化合物和蛋白质的摄入，主要依靠膳食脂肪作为能量来源）。人们在吃什么和怎么吃这两方面逐渐呈现两极化和部落化，考虑到当前的政治格局，这就不足为奇了。世界上的争议越来越激烈，饮食界也不例外。每个饮食专家都有其反对者。每一种饮食方式的早期支持者，都会有一个质疑者提醒他每种特定的饮食都不过是一时的风尚而已，都未经科学证实，而且也不安全。

食品环境和营养环境混乱不堪，再加上社交媒体和市场营销人员煽风点火，许多健康专业人士因此极度焦虑。我的一个朋友，是一位专门研究女性健康问题的资深自然疗法医生，她坚信女性需要营养丰富的动物蛋白（也就是肉），以达到最佳的健康状态，获得最佳身体机能（我举双手同意）。然而，当这一观点遭到网民公开诋毁后，她就再也没有讨论过这个话题了。我也知道其他健康专业人士纷纷倡导摄入肉类、淀粉、蔬菜以及沙拉等食物，但由于害怕遭到热衷特定饮食的网民攻击，他们不愿在社交媒体上谈论自己的饮食主张。是的，就是这样，喜欢吃肉类、淀粉以及蔬菜的人，害怕社会的评判。这就是我们所处的疯狂时代。

可以肯定的是，全世界只有一小部分人奢侈到可以随心选择食物，食物部落主义会对这部分人造成困扰。是否将爱尔兰黄油（以草饲奶牛所产的牛奶为原料）与印度尼西亚出产的咖啡调和在一起，不过是"第一世界问题"的缩影。但正如本章所述，第一世界真正面临的饮食问题，现在已经蔓延到全球大部分地区，这正是普遍存在的痛苦和疾病的根源。无论选择的是标准的美国饮食，还是坚持某种更健康的饮食方式（比如未经加工的原始人饮食或间歇性断食），我们始终都没有脱离我所说的长期"夏季饮食"模式。自从农业革命以来，人类的饮食不再像祖先那样按季节变化，人们逐渐对具有夏季特色的碳水化合物和长时间的进食窗口（醒着的若干小时里从早到晚都进食）产生过度依赖。人们放弃食物的节律性，转而选择持续的"夏季饮食"模式，这已经导致各类炎症、胰岛素抵抗以及肥胖等慢性疾病，而我们都知道这些疾病有损自己的健康和幸福。

我们的祖先怎么吃

有史以来的大多数时间里，人们的饮食因地理位置和本地出产的食物而有所不同。200万年前，人类的祖先在陆地上流浪，既捕猎，又采摘。渐渐地，他们从赤道地区向外拓展，接触到种类繁多的当地食物。有些地区的人吃富含蛋白质和高脂肪的坚果，其他地区的人则大量食用甘薯这样富含淀粉的根茎类食物，还有一些地区的人爱吃鲸脂，却极少摄入碳水化合物。然后，大约在一万多年前，人类发现草籽（或者说谷物）可以食用，如果储存方法得当，人们完全可以停止迁徙，过上更加安稳的生活。于是人类开始种植谷物，并宣示对这片土地的所有权，以保护自己这一年种下的庄稼。人们放弃了狩猎采集的生活方式，开始在固定的居所生活，并选择种植种类不多但不易腐坏的粮食。[1]

粮食供应更充足、更稳定，同时人类又具备了养育更多孩子的能力（大量摄入容易吸收的碳水化合物促成的结果），于是人口迅速增长，文明不断进步，人类的语言更加完善，文化更加丰富，存活率也提高了。农业发展成为这一文明繁荣的驱动力，让人类可以生产更多粮食，养活更多人，至少能活到孕育出下一代。农产品开始在人们的能量消耗中占据越来越大的份额，取代了人类从前获取能量的更为多样化的动植物营养源。只可惜，人类无法很好地适应以食用谷物为主的饮食方式。谷物也许能让我们活到可以繁衍后代来提高人类的集体存活率，却无法让我们在更长的寿命内保持适应力和健康。

现存的古埃及木乃伊及其他地方的木乃伊身上，留有诸如骨骼脆弱、蛀牙和心血管疾病等痕迹，证明了以谷物为主的饮食的弊端，这些疾病在农业革命前并不普遍。[2] 然而，人类当时并没打算放弃农业。已经定居的人类祖先不断向乡镇和城市拓展，人口增长带来了更大的粮食需求压力，进一步加强了我们对农业的依赖。随着工业化进程不断推进，人们对谷物的热爱还在继续，因为我们完善了技术，能够最大限度地从食物中获取能量——远远超过达到最佳健康状态所需的能量。

从进化和祖先健康的角度来看，我们的饮食不应该全年都以碳水化合物为基础，这是现代文明社会的典型饮食模式。相反，因为食物选择会随着季节变化，所以碳水化合物、脂肪、蛋白质的摄入量也应该随季节变化。我们已经观察到，在一年中较为温暖的几个月里，旧石器时代的祖先很可能会大量摄入碳水化合物，膳食脂肪和完全蛋白质则摄入较少。这种夏季饮食模式大致类似于现代的纯素食主义、严格素食主义或蔬食主义饮食（尽管不是纯植物饮食），因为这种饮食模式的碳水化合物含量较高，脂肪含量则稍低一些。但我们的祖先并没有追求饮食风尚，他们一年四季都吃当季可得的动植物食物。春夏两季可得的食物决定了他们在这两个季节高碳水、低脂肪的饮食特点，因为水果、浆果以及蜂蜜等相对高碳水的食物更容易采摘和收集。在较为温暖的月份，大量食用这些营养丰富的食物有利于新陈代谢和获取营养。在夏季几个月的重重压力之下，我们的身体中会产生大量被称为"自由基"的化学物质。而自然生长的水果和蔬菜富含抗氧化剂，有助于保护人类细胞免受自由基的侵害。这些新鲜的植物性食物中富含多酚和类胡萝卜素这样的化合物，能够帮助身体抵抗持续的光照和大量身体活动导致的氧化应激的影响。[3]

在夏季的几个月里，过量积累碳水化合物有望增加体内的脂肪储备（而夏季所有躁动的能量也会提高新陈代谢率，也就是说有利于身体健康）。这一点很重要，因为富含碳水化合物的食物在秋冬季节供应量会减少。随着天气转冷，捕猎动物也许比采摘可食用的植物来得要紧（可还记得你上一次在冬天采摘浆果是什么时候？）。这些动物体脂含量更高，秋天和初冬尤其如此，吃它们的肉会让人类摄入更多完全蛋白质和脂肪等营养成分。此时高脂肪坚果和种子的供应也大大增加，秋冬两季，尤其是冬季的饮食，多半含有适度的蛋白质能量（10%~35%的热量）和相对高脂、低碳水、非蛋白质的能量。

就像夏天的抗氧化剂一样，冬天更多地消耗天然脂肪会有利于进化和新陈代谢。若蛋白质和脂肪摄入量更多（尤其是脂肪），人体燃烧脂肪产生能量的效率也更高，甚至可能进入一种名为"酮症"的特殊代谢状态。若膳食中碳水化合物摄入量接近零，同时又摄入大量膳食脂肪，就会导致酮症，但一些在冬季主要依赖动物性食物的人群很可能已经进入这种自适应的代谢阶段。人类祖先的冬季饮食某种程度上可能已经与现代低碳水、高脂肪饮食或是生酮饮食颇为类似了，与间歇性断食方案（冬季白天相对较短，人们来不及采集和消耗太多食物）也有类似之处。进入冬季酮症状态，有助于我们抵消夏季摄入的大量碳水化合物对新陈代谢的影响，同时也让我们的身体在代谢过程中能够灵活适应。这种新陈代谢的灵活性会让人们更好地适应不同的营养环境。适应性更强的有机体具备更强的能力，去应对不断变化的环境。

在对狩猎采集者饮食模式进行谨慎总结时，我特意使用了诸如"相对"和"可能"之类的表达。许多批评人士曾抨击这种原始人饮食运动及其分支，认为它们对人类祖先的生活解读过于简单。我并没假装对祖先们做过的每件事、吃过的每样食物都了如指掌。我的主要观点是食物消耗量（及其营养摄入量）可能随着季节变换而产生相应的变化，而这种消耗量的变化无论是增加还是减少，也许都只占总能量摄入的几个百分点。但在季节环境这个更大的背景中，这种较小的变化已经足以改变随之而来的生理过程。按照不同季节采取不同的代谢途径对我们的祖先是有益的，在夏季他们能够依靠富含抗氧化剂及高碳水化合物的食物满足身体所需，在寒冷的冬季则主要利用脂肪来促进新陈代谢。话虽如此，我并未指望古老的幻想永存，也不能说这正是祖先们的饮食方式，因为缺乏确凿的历史证据作为支撑。我的观点是，在人类历史的大部分时间里，在世界的大部分地区，在大多数文化中，就像睡眠模式、社交模式和运动模式会随着季节变化一样，人们的饮食也会有季节性变化，如果我们能够尊重身体所需的一些自然节律，那我们都会活得更健康。

"时尚"饮食的好与坏

在其他个人作品中，我从这种人类文明的简短阐述和多样化饮食模式的扁平化中汲取了教训，为人们该吃哪些食物、不该吃哪些食物提供了建议。现在我们深入讨论一下这个问题，解决"应该怎么吃、在什么环境下吃"这两个问题。我委婉地批评了原始人饮食、生酮饮食、素食饮食及其他蔬食饮食，因为这些饮食方式要么只是一时流行，要么缺乏可靠的研究依据。尽管这些饮食方式于人们的长期健康而言可能不是最佳选择，但它们在短期内都会带来一些益处，原因很简单，所有这些饮食方式都能让我们戒掉更糟糕的食物，即大多数人坚持的主流的、高度加工的、以谷物为基础的饮食。

营养学家把这种主流的饮食方式称为标准美式饮食（the standard American diet，SAD）。这种以超加工的转基因食品为重的饮食方式实在堪忧，由此看来，SAD这个自带负面情绪的缩略词真是再合适不过了。在饼干、薯条和速食晚餐这类易引发炎症、营养成分低的食品中，工业加工已经帮我们完成了所有艰难的消化工作，摆在我们面前的食物是经过高度预消化的（这些食物的细胞结构在很大程度上遭到破坏或严重改变）、柔软的（不用怎么咀嚼，或者更糟，根本就是液态的）、含有极高热量的（脂肪和糖的含量远远超过正常消耗量）。这种过剩能量的存在，再加上这类转基因食品既无法抑制人们的饥饿感，也无法真正满足身体的需求，导致我们经常暴饮暴食，并将多余的能量储存为脂肪。这些所谓的"食物"为人类提供了生存所需的能量，但并不能以一种深层的、令人满足的方式滋养我们。这些食物不但没有让人们获得有节律饮食的内在感觉，也没有给人深层滋养的感觉，反而诱导人们摄入碳水化合物（尤其是糖），以缓解压力，获得满足感。

相比标准美式饮食，纯素食主义、素食主义以及其他蔬食饮食可以显著改善人们的健康状况。这些饮食方式敦促人们不吃或少吃动物蛋白，增加了全植物性食物的量，提高了人体所需的营养成分，改善了肠道健康。然而，与标准美式饮食一样，蔬食饮食能保证人的生存，但不一定能让人健康。这是因为蔬食饮食很难满足我们对完全膳食蛋白质的需求。可话又说回来了，这要视具体情况而定。如果你活动量小，蔬食饮食提供的蛋白质可能也足够了。但这种饮食往往严重依赖谷物和豆类，可能是因为这两者易得又实惠，也可能是因为它们能提供一些膳食蛋白质。

大多数人从小就认为，全谷物食物是人类饮食的重要支柱，其中富含的"复合碳水化合物"可以为一次健身或一下午的工作提供所需的能量。只可惜，豆类、小扁豆、大麦、小麦和黑麦（更不用说比萨、意大利面和面包了）都是营养不全面的食物，都含有各种通常对人体有害的化合物，比如凝集素，凝集素会抑制营养物质的吸收和充分消化，并可能导致肠道炎症。此外，像大麦、小麦和黑麦这样的食物，都含有一种叫面筋蛋白的蛋白质，会引起肠道问题和炎症。这些症状会令患有乳糜泻或非乳糜泻面筋蛋白敏感的人备受其害，也有可能对大多数普通人造成某种程度的痛苦，增加系统性炎症。[4]

一年到头吃低脂蔬果听起来又健康又有益，但这种夏季饮食在冬季时节却是一个糟糕的选择。刺骨的寒风、冰雪（以及漫长的黑夜）让我们渴望更丰盛的东西，而丰盛通常意味着温暖和高热量。在冬季，人们不需要那么多富含抗氧化剂的新鲜植物食品，而是本能地偏好高脂食物和完全蛋白质食物，因为这些食物有助于提高我们将脂肪转换成能量的能力。更不用说，如果你住的地方总是积雪覆盖，那水果和芝麻菜只能从温暖的地区跋山涉水地送到你那里，长途运输不仅折损了这些食材的营养价值，还给自然环境带来了不必要的压力。一句话：希望你强壮、结实、适应能力强，因此我不建议长期吃蔬食饮食。

就在本书即将付梓之时，低碳水饮食和更加极端的生酮饮食方式正人气飙升。尽管有研究证明生酮饮食有利于新陈代谢，但许多人之所以采用这种饮食法，仅仅是因为传统的饮食方式令人失望，他们正在拼命寻找替代品。夏季饮食过度依赖碳水化合物，导致胰岛素抵抗、慢性炎症、体脂过度堆积以及文明社会常见的其他疾病，而限制碳水化合物的摄入可以遏制这种无休止的夏季饮食模式。低碳水化合物饮食或生酮饮食摄入的碳水化合物少，却将人类带向另一个极端——蛋白质和脂肪的摄入量与人类祖先在秋冬两季的摄入量相当。

生酮饮食主要由健康的膳食脂肪，如牛油果、坚果和富含脂肪的动物蛋白构成，在维持适量蛋白质摄入的同时，将碳水化合物消耗量降至最低。生酮饮食的基本原理是正确的，因为当人们持续摄入碳水化合物时，身体主要依靠葡萄糖（糖）提供能量，如果我们限制碳水化合物和蛋白质（其中一部分可以转化为葡萄糖）的摄入量，身体将适应这种变化，并更加有效地利用脂肪作为能量来源，包括产生一些可以为大脑供给部分能量、被称为"酮体"的特殊分子。生酮饮食者通过放弃长期的夏季碳水化合物，不知不觉地过渡到不同的季节，其新陈代谢因此得到了改善。他们抛弃了无穷无尽的夏天，转而拥抱更为严酷和奇妙的冬天。实际上，生酮饮食是一种矫正策略。但和蔬食饮食一样，限制碳水或超低碳水的生酮饮食并不是长期饮食的最佳方式，而是冬季的理想选择——仅适用于冬季。所以看出门道了吧？不同的季节性饮食方式会带来不同的好处（只要用在合适的时间），但没有一种是真正最佳的长期固定饮食方式。

另一种流行的饮食方法，间歇性断食也是一样。在古代社会，人们主要在白天吃东西，因为只有白天才看得清要捕猎和寻觅的食物，方便进食的时间也因季节而异。夏天，人们起得早睡得晚，有很多个小时可以消磨。冬天，白天变短了，留给人们的进食时间也减少了。这就再次说明，考虑到长期夏季习惯的盛行，为了解决夏季模式带来的危害，人们可能倾向于禁食，这是合情合理的。限制自身进食窗口（人们选择进食的时间段）时，人们会避免把这个窗口设置过宽。与低碳水、生酮饮食一样，间歇性断食的生活方式矫正了我们的生活，在不知不觉中认可了人类长期忽视的冬季饮食模式。然而，不管是采取夏季的宽进食窗口，还是冬季相对较窄的进食窗口，若几十年如一日地不做改变，就会出问题。只是简单地以冬季饮食替代夏季饮食是行不通的，每年我们都应该交替采用这两种模式。冬夏两种饮食模式各有益处。

尽管禁食更适合冬季，因为冬季白天较短，留给以狩猎和采集为生的人类祖先的进食窗口更短，但遗憾的是，许多人开始禁食的时间并不合时宜，他们通常在春季或夏季开始禁食（多半为了减脂瘦身或是修身塑形）。我还观察到习惯性禁食者有一种倾向，即醒后推迟进食，一直持续到中午后才结束禁食，即通常在中午之后才吃东西（业内人士称之为午后限时进食）。而后文会提到，有研究表明早期限时进食（只在早晨进食，其余时间禁食）更有益于新陈代谢，因此午后限时进食的做法无异于对其提出公然挑战。

如果在社交媒体上搜索这些饮食方式，你会看到无数人在证明这些方式创造的奇迹。这些饮食方式可以降低人的空腹血糖水平，延缓糖尿病恶化，减少粉刺，甚至有助于控制慢性疼痛。这些饮食方式让人们更有活力，精神面貌焕然一新，能够与有害的人际关系断舍离，让人们开创新事业，或者以更大的热情去拥抱生活。但如果做更加深入的调查，我们很可能会发现这些饮食方式仅在一两个季节内奏效。这些饮食方式带来的益处不会无限期地延续下去。

没人愿意大张旗鼓地表明自己有多后悔，说自己的饮食选择开始还挺成功但后来就没什么效果了。缺乏长期效果往往会让人们改变策略，或是在当前策略的基础上加倍努力，这样做可能会导致人们采用更加不恰当的饮食方法，与初心渐行渐远。例如，如果低碳水饮食没有达到期待的效果（饮食没问题，也许只是因为时间不对），你可能会更加努力，进一步降低碳水化合物的摄入量，或者可能改吃生酮饮食。

长久处于夏季状态，人们就会不断消费并不断产生欲望，生酮饮食扭转这种状态最有效。如果能想办法在现代社会中抵抗所有这些诱人的碳水化合物，只是消耗脂肪和一些蛋白质，身体就会进入酮症状态，酮症意味着身体开始用燃烧脂肪和酮代替葡萄糖来获取能量。酮症是人们脱离以葡萄糖为主导的长期夏季饮食模式的一个重大转变。当然，问题是，那些受益于生酮饮食的节食者得出结论：生酮饮食是一个永久的、全年适用的解决办法。许多在线论坛的用户利用酮条尿检来测量自己的酮水平，担心自己血液中的酮浓度过低，以及午餐吃的鸡胸肉会让他们脱离酮症状态（这让他们再次成为可怕的"燃烧葡萄糖的人"）。不知不觉中，人们甚至害怕吃健康的食物，并且随着健康状态逐渐恶化而更加严格控制饮食。

流行饮食：大同小异？

人们实在不必如此焦虑，因为细究起来就会发现，所有这些饮食都有着相似的模式。以健康的低碳水饮食为例，这样的一餐是什么样的呢？盘子里可能有一份巴掌大小的蛋白质食物，还有一些不含淀粉的蔬菜。这顿饭碳水化合物的总含量较低，但脂肪总含量可能较高（或至少比近些年推荐的摄入量要高）。一顿健康的原始人饮食又是什么样的呢？一顿典型的原始人饮食是一份巴掌大小的蛋白质食物（通常是动物蛋白），再加一些不含淀粉的蔬菜。盘子里可能还有一些含淀粉的根茎类蔬菜，但碳水化合物总量仍可能低于典型的西方饮食或标准美式饮食。那生酮饮食呢？不过是将低碳水饮食中的肉类和蔬菜换成脂肪含量很高、碳水化合物含量很低的食物而已。纯素饮食是怎样的呢？标准配方就是植物蛋白食物加蔬菜。纯肉饮食呢？只吃蛋白质，不吃蔬菜。地中海饮食？摄入的蛋白质主要源于鱼肉而不是红肉，再加蔬菜。间歇性断食？在真正进食的时候，鼓励你多吃富含蛋白质的食物和蔬菜。各位瞧瞧吧，这些老派低脂饮食方式中，就连最好的版本也离不开蛋白质加蔬菜。想想去皮鸡胸肉加上蒸熟的花椰菜就知道了。

上述这些饮食方式除了相似之外，给人带来的益处也差不多。为了消化全天然食品，人类的消化系统必须努力分解食物的细胞结构来吸收营养（从用牙齿咀嚼、研磨，到胃酸消化，再到肠道中的酶分解，而消化预处理过的标准美式饮食则不需要这样）。这样的"劳累"会限制氨基酸、脂肪酸和糖进入血液后给血管造成的负荷，而消化过程占用的时间足够长，那种"饱腹感"（不想再进食的强烈愿望）就一直在，饥饿感就自然会消退。这些饮食方式还会提高有益健康的肠道菌群数量。这种人体"肠道菌群"是指肠道中具有调节人体免疫系统、代谢食物等多种功能的微生物，包括细菌、真菌和酵母菌等。[5]加工食品中所含的浓缩脂肪和糖类不仅让我们的消化系统难以招架，还打破了人体肠道菌群的平衡。改善肠道菌群有助于降低癌症、肥胖、认知障碍以及代谢失调等疾病的患病概率。[6]

尽管对肠道菌群的特性还有待了解，但从食用加工食品转向全天然食品肯定有助于减少消化系统中的有害菌群。吃全天然食品会减少有害细菌（如容易引发肠道炎症的细菌）的数量和种类，更好地平衡更能满足人体需要的各类菌群，为人体免疫系统助力。传统的饮食建议认为人类应当摄入更多膳食纤维，但我认为膳食纤维只是衡量全天然食物摄入量的一个指标，在我们咽下全天然食物的那一刻，无论这些食物是植物性食物还是动物性食物，其原始细胞结构都是整体（或者基本）完好无损的。考虑到人类与其体内菌群之间重要的共生关系，食用这种全天然食物既能改善我们的肠道健康，又能促进全身健康。

虽然前述流行饮食方式减少了人们食用超加工食品的量，还有助于改善肠道菌群环境，但它们也存在许多弊端。这类饮食方式的提出者，以及采用这些饮食方式的群体，通常会用消极的措辞来界定自己——强调他们所限制的东西。只要你执行某种低碳水饮食法，那么你的饮食特征就是限制碳水化合物。如果你吃低脂食物，要做的就是限制脂肪。如果你吃的是蔬食或纯素饮食，那么饮食特征就集中体现为不摄入动物蛋白。如果你是间歇性断食者，就会限制食物的选择范围，但在特定的时间段内不加限制。而这些饮食阵营则认为，那些在饮食方面无所限制的人会面临可怕的健康问题。以植物性食物为基础的饮食人群说，摄入太多蛋白质或热量会缩短你的寿命。生酮饮食的狂热支持者声称，吃碳水化合物会产生毒害人体的副作用，所以人类必须限制所有糖的摄入。间歇性断食者说，我们的身体不停地消化食物进行代谢，会让身体器官无法完成其他重要任务，因此必须减少进食次数。这些"要么限制饮食，要么只有一死"的普遍观点已经造成一种让人恐慌的局面。

相反，这些饮食方式的倡导者往往把他们的成功归因于个人或群体接受的所谓限制。低脂饮食法是用富含蛋白质和膳食纤维的植物性食物来代替蛋糕、百吉饼、松饼和其他许多高热量的超加工食品，这种方法应该会奏效，因为该方法通过减少热量最高的物质（脂肪）所含的常量营养素，降低了个体热量摄入。按理说，低碳水饮食也该有效，因为随着摄入的碳水化合物热量的减少，胰岛素的负荷也减轻了，促使身体不再储存脂肪，而是燃烧脂肪。原始人饮食法能起作用，是因为这种方法让我们减少了对加工过的谷物、糖和脂肪的摄入。素食主义（如果实行得好）同样也会让我们远离许多加工食品（因为这些食品通常含有牛奶或黄油等成分）。不管提倡哪种饮食方

　　　　　　　　　　　　跟着节律生活

式，人们一般都会根据该方式主要限制摄入的成分来为它摇旗呐喊。

尽管如此，每种饮食法基本上都只能暂时解决长期夏季饮食模式引发的部分问题，即让人们从长期摄入糖和碳水化合物的状态转向一种更温和或更"冬天"的饮食模式。这是饮食行业的根本问题。每种饮食模式主张的短期方法，人们都会将其解读为全球通用的永久性"解决方案"。实际上，这些饮食方式只是恰好为弥补人们因长期的夏季饮食造成的缺陷提供了部分改良的策略而已。

吃时令食物以获取高蛋白

过去十年里，不断有人问我："你都吃些什么？"我曾经以下面这段 60 秒"电梯演讲"界定自己的饮食，着重阐明其中的季节性变化：

> 我吃的是纯天然生长、最低限度加工的食物，比如肉、蛋、蔬菜和水果。我选择吃这些营养丰富的全天然食品，而不是袋装加工食品，因为那些食品通常没什么营养，热量又高。对我来说，食物品质很重要，食物品质这一概念包括食物来自哪里（是否产自当地），如何饲养或种植（人工的，有机的），以及对环境的总体影响，等等。因为旨在获得均衡的营养，所以我主要吃未经加工的、以植物为基础的食物，并辅以适量的优质动物蛋白。这种动植物食物的平衡组合为我提供了身体所需的全部营养，包括所有的蛋白质、碳水化合物，以及这些食物中天然存在的脂肪。对我来说，怎么吃（食物和营养的社会及文化层面）与吃什么一样重要。[7]

我特意用这段"演讲"来展示一种非常包容的饮食模式，同时也表明我在选择食物时，会有意识地考虑自己的决定将对动物福利以及对环境、社会和文化等方面产生什么影响。平心而论，我也会对一些食物加以限制，因为我一般不吃超加工食品和加工食品。这类食物会对我的健康产生负面影响，又因为其中包含廉价的人造食品（如以玉米为原料的食品添加剂），缺乏当地特色，也没什么文化价值，而且经过长时间的全球运输才到达我的餐桌，这些食物也会损害更广泛意义上的环境健康与文化健康。尽管我最想呈现的是一种广泛而多样的饮食方式，但人们还是经常给我的方式贴上"限制性"的标签，说我限制碳水化合物（因为我不吃加工过的含碳水食物，比如意大利面）或是限制脂肪（因为我不吃也不喝"脂肪炸弹"，而脂肪炸弹在生酮饮食中很受欢迎）。这种限制的范围界定通常取决于一个人的饮食偏好。人们通常希望我成为他们饮食选择的盟友或敌人（在后一种情况下，他们通常会和我来一场关于食物的论战）。也曾有人指责我对饮食的限制不够，有人曾经说我不可能兼顾动物福利和环境保护，因为我吃动物蛋白。而我阻止人们食用高度加工的包装食品，也有人指责我助长了紊乱的饮食模式，这实在是有悖常理了。

　　面对这些批评，我要说明的是，当今人们谈论营养时经常忽略蛋白质和食物的时令，而这两者却是我个人饮食方法的两个重要组成部分。谈到食物和营养，不管人们支持哪个饮食派别或哪种饮食理念，都比较容易关注脂肪和碳水化合物这两个主要的非蛋白质能量来源。（酒精是第三大非蛋白质来源，通常也是大多数人不想讨论的食物，这个问题我们会另作讨论。）在营养学界冗长啰唆、缺乏远见的论战中，存在一种趋势，对蛋白质要么一掠而过，要么避而不谈。这主要是因为与其他两种常量营养素转化的能量相比，由蛋白质转化的能量在人体摄入的总能量中占比相对较小。论战中的饮食派别总是争论碳水化合物与脂肪孰优孰劣，蛋白质却在你来我往的争锋中不知所终。此外，尽管肥胖问题不断出现，但人们的蛋白质摄入量一直保持相对稳定，因此并没有引起研究人员、临床医生和各类饮食实践者多大的兴趣。

然而，越来越多的研究表明，我们从蛋白质中获得的能量决定了人体摄入的总热量。"蛋白质杠杆假说"是许多专家熟知的理论，它认为新陈代谢健康的人会积极调节自身常量营养素的摄入量，这样做可以让蛋白质先于非蛋白质（脂肪、碳水化合物、酒精等）为身体提供能量，这个假说已得到大量证据的证实。[8] 如果饮食中蛋白质的绝对含量较低（甚至可能含有合成蛋白质的特定氨基酸），我们的食欲就会增加，以试图寻求更多的营养（包括蛋白质），这就导致我们在努力满足蛋白质能量的需求时会过度摄入非蛋白质能量。

换句话说，人类对蛋白质的需求是这样的，我们会一直吃，直到满足身体所需的蛋白质目标摄入量，也就是食欲和饥饿感消退的时候为止。人们会吃周围所有能吃的东西，直到身体获取足够的蛋白质为止。但是，身处这样一个世界，最便宜、最易获得的食物通常蛋白质含量都较低，或者它们所含的蛋白质（如小麦蛋白）不易被消化和吸收，我们常常难以达到蛋白质摄入量目标，在实现此目标的过程中，还会过度摄入非蛋白质的热量。人们到底能随心所欲地摄入多少蛋白质？38 项已发表的实验研究对此展开了测试，这些研究发现，总蛋白质摄入量与人们消耗的总热量成反比。不管脂肪和碳水化合物的摄入量是多少，人们摄入的蛋白质越多，消耗的总能量就越少。[9]

2011 年，悉尼大学的一项研究对三组受试者进行了测试，他们分别摄入蛋白质能量占比为 10%、15% 或 25% 的食物。结果表明，将蛋白质能量占比从 15% 降低到 10%，会显著增加人们消耗（由非蛋白质能量组成）的总能量，这主要是因为他们在两餐之间吃零食。[10]而那些零食的质量和成分怎么样呢？都是些富含糖的加工食品，由精制碳水化合物面粉做成的碳水化合物，加上容易引发炎症的工业菜籽油（"植物油"）。人们的饮食趋势很明显：如果摄入的蛋白质较少，我们往往就会多摄入非蛋白质能量，而这可能会让我们倾向于长期过度饮食。[11]

许多健康专家并不了解这项研究，还在继续建议降低蛋白质能量的摄入，主要是为了限制肉类消费。当今世界对农业温室气体排放和气候变化的影响越来越敏感，这种建议就显得尤为合理了。但是，鼓励人们食用品质更低的植物蛋白（比如小麦或豆科植物中的蛋白质）并降低蛋白质摄入总量，若是导致更多饥饿的人为了消除那种饥饿感而过度消耗非蛋白质能量，似乎就适得其反了。如果我们真的对自己的碳足迹极为关注，并且为全球人口不断增长而忧心忡忡，最先要做的就是限制低营养的非必需食物。澳大利亚的一项研究估计，该国与食品相关的温室气体排放足迹中，约有 27% 来自"非核心"食品（快餐、糖果等）的生产和消费。[12]在北美，这一数字可能要高得多。将优质蛋白质食品妖魔化会导致垃圾食品的消费增加，最终危害人类健康和地球环境。

再看看我的客户莎拉的经历。莎拉二十来岁，是个忙碌的年轻人，每天早上出门上班前，通常会来一碗牛奶麦片。她不是个习惯早起的人，总是千方百计赖床。等她洗完澡、穿戴完毕、梳过头化好妆时，就只剩下 3 分 47 秒的时间吃早饭，然后慌慌张张冲出家门去上班。到单位没多久，莎拉就开始感觉饥饿，想着上午茶歇时要吃点什么。如果"感觉还行"，她会抓紧吃一块水果，或者喝上一杯低脂酸奶。她常常想吃更甜一点的东西，单位附近的一家咖啡店总是乐意提供服务。吃过甜点不久后就是她的午餐时间，午餐通常只有一份沙拉或三明治，有时是一杯果汁，没什么特别丰盛的东西。

到了下午早些时候，莎拉会食欲大增。午餐过后精神头始终不足，当她努力睁开眼睛集中注意力时，食欲就会急剧上升。她经常紧盯着办公室的自动售货机，"饿到癫狂"（饥饿+狂躁），却无法决定自己到底是想吃甜口的还是咸口的，或是两种都想吃。

莎拉下班回家很晚了，疲惫不堪，而且（又一次）饥饿难耐，于是经常会吃一顿大餐，当然是一天中吃得最多的一顿——可能是回家路上买的外卖，可能是墨西哥餐、泰餐或印度餐，也可能是速冻比萨或者奶酪焗意面等好吃的。不管是什么，晚餐通常都含有大量碳水化合物（主要是米饭或面食），蛋白质很少。

因为莎拉一整天几乎都没吃优质蛋白，所以这一天她通常会越来越饿。大脑的食欲控制中心不断提示她去寻找可以满足身体急需的蛋白质食物，却总是徒劳无功。在无法从饮食中获取所需蛋白质的情况下，莎拉的身体很可能从她体内唯一真正的蛋白质储存库——肌肉和结缔组织——中获取蛋白质。与此同时，她老是想着吃的，滚动浏览照片墙上那些令人垂涎欲滴的美食图片，一个劲问朋友和同事当天晚上打算吃什么。由于单位附近都是这些吃的，同事们吃的也都是这些，加上自己老是感到压力重重、匆匆忙忙，她选择食物时便总是草草了事。

研究表明，蛋白质在一天饮食中的分配与摄入量一样重要。莎拉摄入的蛋白质大都集中在一顿饭里，然后被食物（特别是高碳水食物、高糖食物和高盐食物）淹没，这些食物通常会减弱蛋白质向人们发出的饱腹感信号。一般来说，每天三顿饭平均每顿含有 30 克蛋白质，比早餐吃 10 克蛋白质、午餐吃 20 克蛋白质、晚餐吃 60 克蛋白质的大餐要好。每天三顿均含 30 克蛋白质的饮食方式和每天多顿含 10 克蛋白质的饮食方式，虽然都是平均分配，但前者比后者更好。10 克蛋白质太少，不足以产生适当的饱腹感，因此很容易过度消耗非蛋白质能量。

北美社会典型的富含蛋白质的大餐导致一种说法反复出现，即每个人都已摄入太多的蛋白质。如果你只专注于一天中的一顿饭，并计算这顿饭的蛋白质总含量，而忽略了通常和蛋白质混合在一起的高度加工的糖、碳水化合物、脂肪和盐对饱腹感的破坏作用（比如几个汉堡、几根薯条和一杯可乐），就很容易得出这个结论。事实上，许多人摄入的优质蛋白质不足，不能将蛋白质均匀分配到一日三餐之中，并且顺从自己强大的饥饿信号或缺乏饱腹感信号，过度消耗非蛋白质能量。现在是时候凸显蛋白质的重要性，让它在我们不断变化的饮食结构中占据一席之地了。

留意进食时间

标准美式饮食已经几乎成为全球性的饮食方式，而与这种常见饮食模式相关的种种问题也不仅仅局限于获取常量营养素，比如蛋白质。我们还必须留意自己吃饭的时间与饮食环境。许多人简单地将食物视作能量源，吃饭不过是为了摄入能量与微量营养素，并确保均衡、多样与适量，这种看法是错误的。除了营养之外，食物还会提供与环境有关的信息，让人类的身体可以与昼夜变化、季节更替保持同步。更重要的是，食物将我们与他人以及生产食物的自然环境联系在一起。

人类的昼夜节律、食物以及进食方式，就像光一样，可以变成强大的授时因子——一种有助于控制人体内在自然节律的外部环境提示，这种节律既与一天 24 小时的明暗周期有关，也与一年中的季节更替有关。如果没有这样的外部提示，人体的主生物钟（这个主生物钟本身"自由运行"的周期比地球自转 24 小时的周期稍长一点）将逐渐与自己居住地环境的自然明暗周期脱节。

我们已经了解日出和日落给出的明暗信号如何帮助人类形成昼夜节律，以及白天光照不足和夜晚光照过多会如何扰乱这些节律。但人们日常生活中的其他常见特征也有助于这些节律的同步发生和保持，其中就包括在白天要定时吃饭。"在白天"三个字是关键。尽管在现代社会深夜进食是很普遍的现象，但即使在饮食原本就很均衡的情况下，深夜进食的做法也可能会破坏我们的新陈代谢，使我们体重增加。"什么时间吃饭"的重要性已经超出了大多数人的认知。

索尔克研究所对人类饮食和昼夜节律生物学的研究发现，人体代谢是否健康要看进食时相应的消化系统活动、酶释放和激素状况等诸多因素，当人们把进食窗口限制在 8~12 小时内时，从清晨开始，到傍晚结束（具体时间与日出日落有关），人体代谢才会达到最佳状态。[13] 在学术界，这种模式被称为"限时进食"。[14] 然而，同一研究小组在研究现代真实世界模式时发现，普通人每天的进食窗口超过15小时（或更长），人们经常摄入高糖、高脂、高盐的食物和饮料，并经常饮酒。[15]

且不论人们在如此长的时间内摄入的食物和饮料的质量如何，从傍晚到就寝前（有时甚至夜里醒来还吃东西）这段时间内消耗的能量通常占当日摄入总能量的最大部分，这与我们的基本生理机能是冲突的。回想一下本书之前的内容，你就会想起人类有一种独特的夜间生理机能。在褪黑素的影响下，人们的生理进程减慢，身体组织和器官在睡眠过程中得以修复。在上述这种情况下，我们的身体根本招架不住大量热量的猛攻，强迫身体在夜间消耗热量会对人体健康造成多种不良后果。

想想看，葡萄糖就是这样。你可以把葡萄糖的作用方式看作与褪黑素相反。清晨的日光会抑制褪黑激素的分泌，黄昏时，自然光的减少会促使身体分泌黑暗激素，理想情况下，褪黑素只在黄昏时大量分泌。人体内流动的葡萄糖遵循着与褪黑素相反的模式，会随着时间的推移逐渐减少。这项研究的结果非常明确：人体清晨代谢葡萄糖的能力优于傍晚或深夜。[16] 晚上吃大餐（或吃很多顿"小餐"加上不断吃零食），特别是那些富含碳水化合物的食物，会使身体无法轻松顺畅地代谢葡萄糖和胰岛素，从而导致体内循环的葡萄糖（和胰岛素）增加。在观察进食时间对人类影响的实验中，受试者的食物摄取量是一致的，只是进餐的时间不同（一组是清晨，一组是深夜），结果显示，一天中进食时间较晚的受试者血压较高、血糖控制能力较差、体脂增加。这种日复一日的变化是诸如心血管疾病、糖尿病和某些癌变发生的前兆。

正如大脑的主生物钟控制着我们对光信号和暗信号的生理反应一样，我们体内的每个器官都配备了能调节其日常活动周期的内部时钟（与主生物钟同步）。在肠道内，这个时钟控制着从消化酶和胃酸的流动，到营养物质的吸收，再到代谢物的排泄等所有活动。每天在同一时间进食，有助于这些活动的正常化。

与自己按照光照设定的主生物钟同步，在帮助人类祖先的身体在季节更替过程中实现自我调节方面发挥了关键作用。随着光信号强度逐渐减弱，至少在中纬度温带地区，从夏到秋，最终进入冬季，人类消化系统的"开启"时间会渐渐缩短。这种说法颇有些道理，因为冬季的食物比春夏要少。如果没有可观的食物供应，那么让消化系统保持饥饿状态并随时准备消耗食物是没有意义的，更不用说消化系统还需要能量及其他资源（想想消化系统中产生的酶、激素、胆汁、酸等物质就明白了）才能正常运作了。

人类的消化生理系统和其他许多人体系统一样，与光照息息相关，若一天中在早晨吃下大部分食物，并在接近傍晚时逐渐减少甚至停止能量摄入，此时消化生理效率似乎能达到最高。总之，这方面研究证实了一句古训：早间丰餐多食，午间精餐足食，晚间简餐少食。

光照强度和日照时长会随着一年四季的更迭而消长，最佳进食窗口期也会随之发生变化：夏天长一些，冬天短一些。不同季节的食物供应也会因时节而变，只有认识到这一点你才有可能创建愉悦身心的日常饮食模式。你会有大量消耗蔬菜和水果的时段，会有消耗低碳水化合物、高脂肪的时段，也会有长时间禁食的时段，一年之中蛋白质的来源变化更大，饮食模式要与自身不断变化的昼夜节律相匹配。换言之，人类的祖先的确采用过间歇性断食法，但只有冬天才这样做。祖先们有时吃低碳水食物，有时也"吃素"。

饮食的节律性在理论上听起来都不错，但与人们在现代社会的行为模式并不契合。人类在这么多个小时内持续消耗能量的模式，正是许多动物在盛夏和入秋时所采用的策略，目的是增加自己在下一个季节——冬季的体脂水平。小时候，我在黑熊身上见过这种情形。当黑熊感觉到寒冷的冬天即将来临时，它们经常出现在我们家附近，寻找一切可以吃的东西。而大多数现代人在一天大多数时间里，都在消耗他们从（通常日落过后很久才吃的）正餐（包括蛋白质和非蛋白质）中获得的大部分能量，导致饮食行为与自身的昼夜节律不匹配，这种现状会让饮食节律与行为模式的错位问题愈加复杂。如果说这还不算什么，回想一下，很多人都是在相对较弱的光照条件（"冬季光照"）下度日。这就是用不一致（或不连贯）的昼夜节律信号让你的身体出现紊乱！

如今的人们长期保持夏季作息习惯，虽然光照强度长期处于冬季模式，睡眠却总是处于夏季模式，与此同时，还一直采用夏季饮食清单，完全不顾自己究竟处于哪个季节。单纯从昼夜节律的生物学角度来看，这种生活方式简直是代谢紊乱和其他不良健康后果的"完美配方"。我相信大多数人并非刻意选择这种生活方式，他们只是尽量融入周围的环境而已。他们必须早早上班，而且经常很晚回家。人们不去追求自己白天要接受多少光照，也没有刻意拒绝唾手可得的美味碳水食物。即使我们受过良好的教育、拥有充足的资源，选择放弃这一切也不容易，但可能性还是有的。从不少膳食策略中可以看出，人们很在意是不是本地食材，有没有减少浪费和包装，能不能确保获得的食物其饲养和种植的环境绿色健康、合乎道德，并具备可持续性。这些都是值得称道的目标，而且很重要。现在，我们只需要把季节性节律和昼夜生理机能两相结合就好。别担心，这一切比你想象的容易得多。

饮食大计，全家有责

即使自己注意了要吃什么、什么时候吃（已经很了不起了！），我们常常还会忽略现代食物和营养版图中最重要的一个方面：我们和谁一起大快朵颐。无论去欧洲、南美或亚洲，你都会发现人们在食物消费上有显著的不同。广义上讲，在这些地区，人们很少边走边吃，独自用餐的次数也比北美人少很多。很难看到一个人一手拿汉堡，一手拿苏打水走在大街上，他们用餐通常是安稳坐定、有人陪伴的乐事。

热衷社会交往是世界上最长寿的群体和社会（所谓"蓝色地带"）的特征。[17]社交的一个重要方面就是聚在一起，共同准备和分享食物，像先人一样共同进餐。社交饮食是一种永恒的人类仪式，可谓由来已久。研究表明，与人共餐频率更高的人往往更快乐、更满足，更信任他人，与自己所在的社区互动也更多。[18]这些人甚至拥有更广的人脉。最新研究表明，和别人吃一样的食物可以增加信任感和合作感。[19]食物确实拉近了我们和朋友以及陌生人之间的距离。

共同进餐可能已经演变成一种社会交往与合作的方式。然而，美国人如今几乎不再聚在一起吃东西了。据美食记者迈克尔·波伦估计，美国人每五顿饭中至少有一顿是在车上吃的。[20] 将近40%（36.6%）的美国人每天至少吃一顿快餐，这种超加工食品是为方便人们单手拿稳、边走边吃而专门设计的。[21] 正如我在咨询工作中观察到的那样，许多美国家庭根本不重视一起吃饭这件事，通常一周之内只有寥寥几次在一起吃饭。[22] 即使家人、爱人和朋友真的聚到一起吃饭，也常常心不在焉，要么盯着电视，要么更糟糕，手机不离手，游戏打不够。更多的人还在独自用餐，这会加剧他们已深有体会的与世隔绝感和孤独无依感。我常看到一个美食广场满是独自进餐的人，他们常常边吃东西边刷手机或边看电脑，以缓解自己的孤独感，或者说至少分散一下自己的注意力，每每此时我总会感到悲哀。

在欧洲和地中海地区那些社交活动相对普遍的国家，一日三餐中最重要的通常是午餐，因为上班族有很长的午餐时间。在这样的国家，从文化层面来说，人们通常不喜欢在路上匆匆忙忙地吃东西。例如，法国人更喜欢一家人定期聚餐，也习惯一日三餐按时按点吃。

而在北美、英国和澳大利亚等地，人们更加奉行个人主义，食物选择往往取决于方便程度，因此高能量、高度加工的快餐和零食消费量更大。你还可以看到一种根深蒂固的节食文化。然而，这些国家的卫生部门却将地中海地区的饮食模式尊为国民饮食典范。在推广这一模式的过程中，他们原样复制了地中海地区独特而多样的饮食，还用简短的语言提炼出其中的精华，比如各种推荐（他们说，要多吃鱼和橄榄油，或者坚果，或某些调味料），却分明没有充分考虑到上述地区更为广泛的饮食文化及餐饮环境。地中海地区的人们饮食朴素而有规律，他们往往以一种放松的状态聚在一起用餐，没有电子设备干扰，并且多半没有刻意的限制。这种饮食方式我由衷地赞同。

遵从个人直觉

前文我一直在讲，人们必须形成一种更全面的饮食方式，可以从选择吃什么食物开始。如果我们发现自己长期在夏季模式中苦苦挣扎，也习惯了令人无比满足的风味和口感，那么健康的食物或全天然食物对我们将毫无吸引力。在意识到自己对有营养的应季食物具有与生俱来的深切渴望之前，我们必须首先从夏季食物的过度刺激中解脱出来。如果我们习惯了缺乏营养而又容易引发炎症的食物，比如奇多牌零食和健怡可乐，甚或是加工过的格兰诺拉燕麦营养棒和精米这类"健康的"夏季食物，就很难被三文鱼和夏季南瓜吸引。

想要改变，遵循一个简单的规则就能做到：只选当地农贸市场上买得到的食材。挑几个最重要的问题问问当地农民：你们现在在做什么食物？你们现在在种什么？田里现在出产些什么？如果采用这种选择食物的方法，你就有75%的概率转入季节性饮食模式了。但要小心，我已经开始看到农贸市场的小贩们在卖来自全球供应商和杂货店的食物了，比如11月份也有草莓，春天也卖冬季笋瓜。如果你在当地市场发现了这样的食物，请避开，确保自己只选当地种植和出产的食材。大家也可以参考我写的《一切始于食物》一书，我与我的合著者在书中提出了一种饮食模式，这一模式在冬夏两个极端季节之间找到了一个合适的中间点，有助于各位读者摆脱以谷物和豆类为基础的现代精细农业饮食，转而选择更健康的食物。

在确定自己所选的食物没有问题之后，你就可以根据自己的直觉来吃食物了。刚开始关注季节性和食物之间的关系时，我很快注意到自己在冬季对水果提不起兴趣。那是一个寒冷而黑暗的一月，当时我住在缅因州。我不是挑食的人，各种水果和蔬菜基本上都爱吃，但当时我就是什么水果都不想吃。这种抗拒与我此前接触过的饮食或是"我应该吃什么"的饮食执念没有关系，而是一种直觉——什么食物又美味又滋养身体。

一旦你开始吃从当地农贸市场买的时令食物，或是已经完成了一轮 30 天全食计划，就会逐渐产生这样的直觉，也会逐渐对自己的身体产生许多新的认知。但要将自身对当季食物的直觉渴望与其他渴望区分开来，仍需时日。你有没有注意到，食欲大增时，你会倾向于高糖、高盐以及高脂食物，而且这劲儿一上来就非常强烈？糖为人们提供了很高的热量和几乎立即可用的能量来源，而盐则有助于平衡电解质。动物蛋白食物供能最多，这就是为什么你时不时想来一块厚厚的肋眼牛排或牛小排。不幸的是，加工食品让我们用极具饱腹感的食物和化学触发剂——薯片、曲奇、味精（能够提供令人胃口大开的肉鲜味）等来填补自己的欲望，诸如此类的东西并不能滋养或满足人类真正的需求。如果努力克服这些"假冒食品"的吸引力，你可能会在一个春天的早晨醒来，并对自己说："不知为什么，今天总觉得一份新鲜蔬菜沙拉加草莓和马科纳扁桃仁似乎更美味。"

希望我已经说服你，我们吃的东西应该随季节变化而变化。但是运动模式又是怎样的呢？运动模式恐怕没有饮食那样简单易懂了。不过，与对待食物一样，我们需要培养直觉，才能从长期的夏季运动模式转换到更为简单的秋冬运动模式。有相当一部分人要么长期坚持夏季运动模式，要么完全坐着不动。但正如下文即将探讨的那样，这些持续运动的模式或缺乏运动的模式，已经损害了人体机能的协调发展，影响到人类健康和寿命。为了充分发挥人体机能，增强人类的生命力，我们的运动模式就必须恢复人类祖先曾经用过的变化模式。只可惜运动模式没有"农贸市场规则"可借鉴了！

第四章

运动：节律型运动

　　詹姆斯厌倦了每天朝九晚五给别人打工的上班族生活。每天都要早起赶地铁去上班，下了班又要赶地铁。要去健身房只能等下班后，尽管锻炼很累，却能让一直伏案工作的他释放极大的压力。詹姆斯对这种周而复始的枯燥工作很是厌烦，他梦想着能自主创业，建立一个势头强劲的在线平台，然后迅速走红，成为社交媒体方面的成功人士。他认为一个自主创业的企业家会比打工仔享有更多自主权和灵活度，即有想做什么随时都可以做的自由，包括随时去健身房健身以及到充满异域风情的地方旅行，就像所有"成功人士"貌似一直在做的那样。

　　詹姆斯最终辞掉了工作，开始在家自主创业。很快他就发现，要为自己的平台制作优质的内容并在竞争中保持领先并不容易。为了及时发布和回复平台上的信息，他对自己的作息方式做了很大调整。人们会在吃早餐时或通勤路上刷屏浏览社交媒体来打发时间，为了赶在那之前发布头条内容，詹姆斯开始起得比之前上班时还早。为了及时回复平台上所有的社交互动消息，他熬夜也越来越晚了。为了最大限度地增加至关重要的点赞和订阅量，他不得不全天候盯着屏幕，每晚只睡几个小时，因此总是睡眼惺忪。

这种新生活持续几个月后，詹姆斯发现自己的体能明显下降，体脂率也上升了。他意识到那几个月里自己的生活已经从朝九晚五变成了朝五晚九（甚至更糟），他每天也不再需要来回赶地铁了。他很少去健身房，即便去了注意力也不太集中，一路上都在照片墙上发布动态。那几个月里詹姆斯把给别人打工换成了给计算机算法打工，无休止地追逐点击数、点赞数、订阅数和评论数。事实证明，计算机算法是个更严苛的老板，而詹姆斯也正为此付出代价。

詹姆斯的故事让我们想到现代技术带来的可悲事实。现在家家户户都有计算机这类节省人力的设备，稳定的互联网遍布全球，人们多半可以根据个人安排来决定工作地点。但这样的现状能给我们更多空闲时间来锻炼身体吗？根本不能。相反，工业、技术、信息和社交媒体革命已经模糊了人们的职场生活与个人生活的界限，模糊了家里家外的界限。由于人人口袋里都有一台强大的计算机（手机），所以不管从事哪行哪业都能始终与公司保持联系，并且运动量比以往任何时候都要少。

人们也倾向于把越来越多的闲暇时间花在各种电子设备上。美国成年人每天花在平板电脑、智能手机、计算机和电视上的时间几乎达半天或者超过 10 个小时。[1] 2016 年，美国成年人每天近 6 个半小时都是坐着的，很可能一直盯着屏幕看。[2] 据美国有线电视新闻网的头条新闻报道（题为《坐太久可能致死，即使锻炼也无济于事，千真万确!》），这样久坐是非常有害的，2017 年《内科学年鉴》（*Annals of Internal medicine*）上发表的一项研究证明了这一点。[3] 不幸的是，大多数成年人也不锻炼身体。2018 年世界卫生组织的一项研究发现，全球只有 25% 的成年人运动量是足够的，该研究显示，这一现状导致"超过 14 亿成年人由于不做任何运动，正处于疾病发生或加速的境地"。[4]

对于美国青少年来说，情况就更不容乐观了。皮尤研究中心发现，美国青少年每天有 5 个半小时的空闲时间，其中大部分时间（工作日将近 3 个小时，周末将近 4 个小时）他们都用来在各种电子设备上浏览、刷屏、上网和玩游戏。[5] 年复一年，多项健康和体能评估结果显示，儿童的身体一代比一代虚弱，有氧运动能力一代比一代差。2013 年《华盛顿邮报》称"如今的孩子没他们父母小时候那么健康"，自那以后，许多头条新闻都如出一辙。该报道援引的一系列研究对全世界数百万儿童进行分析，证明当今孩子的健康水平明显低于其父母。[6] 当时无论男女老幼都认可这一说法，大多数人对此并没感觉多奇怪。多年来，许多学校的体育课始终在缩减，参加学校组织的体育运动的人数普遍也没有增加。[7] 家庭和学校往往认为，保持最佳身体状态、了解人体的运作方式，远不如学习如何编程或如何在高考中取得高分重要，因为编程和高分会惠及孩子的未来。这种普遍的态度会对年轻人造成直接的损害。白宫前大厨萨姆·卡斯（Sam Kass），也是美国前第一夫人米歇尔·奥巴马提出的"让我们动起来"这一倡议的负责人，曾经说："眼下这一代孩子是有史以来最不爱动的一代。"[8]

从拆除人行道（通常是为了拓宽道路，改善交通状况）到担忧儿童安全，再到往返学校道路上的车流量增加，所有这一切都导致走路和骑自行车去上学的孩子更少了，父母会开车送他们去上学或参加课外活动。多讽刺啊！满心焦虑的父母载着疲惫不堪又不够健康的孩子去学校，让学校周边交通更拥挤、污染更严重，同时他们更加担忧孩子走路或骑自行车时会遇到危险。如此一来，孩子们的健康水平又进一步恶化。这便是久坐不动的恶性循环。

前几代的儿童和青少年可能更愿意想方设法走出家门，和朋友出去活动。而对现在的孩子来说，连上 Wi-Fi 才至关重要，越来越多的孩子小小年纪就有了自己的智能手机，电子设备能让他们与朋友常联系，这就意味着他们出门锻炼身体的可能性更小了。根据世界卫生组织的数据，全球只有 20% 的年轻人得到足够的锻炼。[9]世界卫生组织 2019 年发布的指南中建议"为了健康成长，孩子们要少坐多玩"。[10]

我们所有人都必须让自己动起来，但是具体怎么做呢？我将在本书后续部分详细阐述，首先我们必须让步行、远足、爬楼梯和携带个人物品这些简单的活动回归生活，从而建立生活中的基本运动模式，即我所说的"锚"。一旦体力恢复到人类祖先可能达到的程度，人们就可以按季节稍微调整自己的运动，从而达到最佳健康水平并且足享长寿。人们会发现，重新开始坚持不懈地增强体力可以延年益寿，提高生活质量，使我们终生拥有强健的体魄、良好的适应能力和快乐的心态。

穴居式锻炼

人类的远古祖先真的锻炼过吗？当然没有。他们不需要锻炼，因为日常生活中他们从事的就是各种各样的体力活动，例如走路、搬东西、抬重物，偶尔还得拼命奔跑以摆脱食肉动物或暴力敌手的追击。基于我们对人类祖先生活方式的了解，其根本和基本的运动特征可以归纳为以下三点：

- 他们进行大量低强度高频率的活动，如走路，走路大多是一整天免不了的活动。但这只是活动，算不得锻炼。
- 提举搬运等活动让他们的肌肉、骨骼和结缔组织发达起来，最初体重会增加，慢慢地搬运的物品越来越重，他们提举重物也搬运重物。
- 远古人类进行的高强度活动（如短跑）相对较少。在通过低强度和高负荷的活动（提举和搬运）建立起强健的身体基础之后，他们才会这样做，他们偶尔也会拼命奔跑。

我先前想过把这三个有所波动的运动要点嵌入自己的季节模型，并粗略概括尚未工业化的人类祖先的运动模式。那时夏季白天更长、气温更高，适合干更多活儿，他们采集、狩猎、抚养孩子、寻找资源，都是为即将到来的冬季做准备。虽然活动量大，但强度低。到了冬天，至少在高纬度地区，他们的活动量降低，因为外面天寒地冻他们待不了多久，而且白天太短他们无法长时间在外探险。但是，由于需要采集食物（主要来自狩猎）、取水（十有八九冰冻了）以及搬运木材来生火，总体上冬季活动的相对强度仍然很大。

尽管这一描述对我的季节模型来说清晰简短，但现在我已经认识到远古人类的生活并非这样一成不变或简单明确。并不是所有部落一年四季都待在同一个地方，很多部落冬天都会随着野外的牛群和羊群迁徙，或者冒险前往气候更舒适的地区。在很多祖先群落，我们都能看到兼具上文概括的三项运动特征的活动：大量相对低强度的运动和大量提举搬运活动，间或进行一些高强度活动（此处还要再说一次"狮口脱险"的例子）。尽管这几项活动的相对平衡点可能会随着季节更替而有所变化，但我认为变化的幅度不会很大。确实，在我提出的四个关键点中，我现在感觉相对于睡眠、饮食乃至社交而言，运动和身体活动的变化可能是最小的了。

这样讲并不意味着调整运动模式无关紧要。想想食物就明白了。人类的男性和女性穴居祖先究竟摄入多少热量、有什么运动习惯，尽管我们不知道个中细节，却十分确定他们在饮食和运动方面具有惊人的韧性、适应性和灵活性——可以这么说，他们什么食物都吃，什么运动都做。人类的适应能力很强。为了自身的健康和福祉，我们也应该努力做到这一点，进行诸如提举搬运这些增强肌肉骨骼系统和神经系统的活动，让自己既有能力又有耐力。祖先的活动模式是在身体力量（如提举搬运）的基础上起作用的，运动强度大多数时候相对较低（如步行），但偶尔也有高强度运动（如短跑）。祖先们的这一系列运动，现在的物理治疗师和健身从业者称之为极好的一般性体能准备（GPP）。

通过多种运动建立起总体上比较扎实的基础后，人类祖先很可能对身体活动进行过一定程度的调整。提高体力活动强度的做法便是一例。他们会在各种情况下都需要并利用速度和瞬间爆发的力量，包括捕杀猎物的最后一扑以及面对捕食动物（包括其他人类）时的或战或逃反应。身处他们那个环境中，遇到老虎或突发洪灾时必须快跑逃命。瞬间爆发的活动会在一个季节（以狩猎季与迁徙季为例）

内波动，这些活动增强了人类祖先的身体力量，提高了他们的生存率和生命力，还有可能改善了某些代谢途径，让他们能更好地消化碳水化合物为细胞供能，并帮助他们调控和清除肌肉中的乳酸。在进行低强度的一般性身体活动时，例如在天气恶劣或跟随牧群迁徙时，他们会增加更多代谢途径，使身体更有效地燃烧脂肪。最终，各种各样的活动会使他们掌握的本领越来越多，不仅能生存下来，还能在不同的环境和条件下繁衍生息。

为改善不同的代谢途径，使身体更强壮、适应能力更强，现代人应该回归这种有所波动的运动。但是，运动上的波动和食物上的波动有所不同。我在第三章中描述季节性食物变化模型时，大家可能已经设想过一个划分成四个 90 度圆弧的圆，这个圆可以代表四个季节。而运动方面的变化却可以被看作一个拉长的椭圆。春夏沿椭圆的一个边缘延伸，而秋冬则沿另一边缘延伸。脑海中有了这样的画面，你就可以考虑大致在冬夏两个极点附近（而非一年四季）调整自己的运动模式。在充分利用这两种规律变动的过程中，你也在为自己的身体提供适应不同刺激的机会，这些刺激有助于增强我们的身体，就像我们的祖先一样。

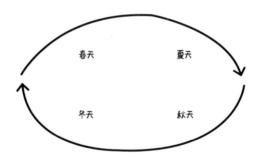

　　　　　　　　　　　　　　　　　　　跟着节律生活

夏季到秋季和冬季到春季的过渡最为重要，对饮食如此，对运动同样如此。从冬天到春天的过渡相对容易实现，由于受多巴胺驱动而产生猎奇心理，春季人类会自发地扩大活动范围，进入花园，进行春季大扫除，并开始一项新的锻炼计划。一般来说，夏季我们应该进行大量长时间的一般性运动，例如徒步旅行，或者到公园或湖边走走。想想夏天那些经典画面：骑车兜风，给你的小狗丢飞盘，或与孩子们一起玩飞盘。由于这时我们通常在户外享受宜人的天气，因此应该再多走点路，多点搬搬抬抬的活动，比方说逛逛杂货店，将杂货运回家，等等。此时你可能会停下来想："如果我步行一英里①到商店，别人会以为我疯了！"是的，照常理看，这样做真有可能是疯了。在现代社会，大多数人都不会把车留在家里而刻意活动身体，而是必须用便利取代运动，因为这个社会的默认做法是能不动就不动。而且，如果那些头条新闻说的都对，那么不久之后人们甚至连前往超市的那一小段路也不用走了，因为购买的多数杂货都会通过无人机快递到家。看过动画片《机器人总动员》吗？没错，就像那样。

从冬季到春季的转变可能很容易，但是由夏入秋的过渡却很困难，这时人们也容易陷入困境。我们已经观察到以农业和现代文明为前提的近万年人类历史如何引导人们适应夏季的逻辑——以扩张、渴望、多巴胺、愉悦感和自在感等因素作为诱惑。无论是熬夜，饱餐富含碳水化合物的食物，还是沐浴在人工照明下，人们都容易在夏天陷入困境。运动也是如此。随着叶子变色和天气转冷，人们自

---

① 1英里约为1.6公里。——编者注

然会减少待在室外的时间，日常活动也会随之减少。这几个月里，整个世界似乎都会失去活力，因为我们会花更多时间宅在家里休息，这样讲毫不夸张。

但是，仅仅因为活动时间整体缩减这一个原因，似乎不应该理直气壮地在这几个月内久坐不动。相反，我们应该调整运动方式，用耗时较短的间歇训练或者难度较大的冲刺训练，代替耗时较长难度较小的训练。此外，还应该调整肢体接触的性质。夏季适合与很多人一起进行户外活动——我们享受与他人一起探索的兴奋感和结识新朋友的新鲜感。和一群朋友一起跑个10公里感觉很爽。在秋冬两季，我们会与家人和朋友进行更多室内活动，活动范围小，会让彼此更亲密，也更脆弱，因此人们运动的性质会发生改变。我们会考虑与私人教练合作或与健身伙伴一起训练。

因此，运动方式应该遵循贯穿本书的节律理念。秋季和春季的运动强度和持续时间均应适中，只是作为夏冬季节两个更为鲜明的运动极端季节之间的过渡。从夏季到秋季（和从冬季到春季）的中心点表示运动强度和持续时间适中，而冬季的总运动量和持续时间下降的幅度更大，会引入持续时间短、难度较大的间歇性运动或冲刺性训练，这类训练在夏天则不宜采用。

假设你想参加一项诸如跑步之类的竞技运动，并希望按季节调整训练内容。在春季，你可能会进行强度低、持续时间适中的准备运动，因为你才刚刚开始。这就相当于在训练季之初的有氧运动时期，应该都是低强度的跑步运动，一般称为"基础训练"。随着身体日益健康起来，你可以延长训练时间。比赛日期临近时，无论是10公里跑、半程马拉松还是超级马拉松，夏季的训练时长都会随着秋天的到来而逐渐缩短，你会缩短自己的整体运动时长。在这个时候，你会增加运动的整体强度，进行接近极限的有氧训练或做一些冲刺运动和"强化"运动。但你也可能想减少跑步的次数，甚至都不跑了，因为跑步是用来增强基础力量的长时间运动。这样，从夏季到秋季的过渡不会显得很突兀，也不会有明显的不同，只要逐渐减少一般性运动并增加运动强度即可。把这个过程想象成一个正弦波而非直角，就容易接受了。

遗憾的是，无论是为了积极备赛还是单纯为了健康生活，人们通常都不会坚持基本的日常运动，也不会随着季节变化做运动微调。大多数人都是环境的奴隶，自然是少有运动。本书对推动人们改变现状、呈现更高程度的"健康异象"（借用我的好友皮拉尔·杰拉西莫自创的术语）即便没有大的推动作用，也算略有促进，若不想被社会淘汰或摒弃，或者冒着失去赖以生存的工作的风险，我们只能选择退出这种环境。如果每天要离家在外工作 10~12 个小时，你可能不会只为了提高心率而每天晚上突发奇想打开吸尘器做清洁。如果你住在一栋公寓楼的七楼，我不指望你会自愿提着水桶上下楼梯一个小时，尽管这样做的效果和一次锻炼一样好。在不至于太极端或扰民的情况下，我们必须设法让基本水平的运动重回我们的生活。那时，也只有到那时，我们才会开始按季节去调整那些运动。

成为运动通才

那么，我们应该做些什么——更频繁地踏上跑步机？骑上健身车或每周参加三次CrossFit的健身课程？并非那么简单——这些锻炼方式以及其他流行的锻炼方式实际上也有问题。这是一个可以在线购买吸尘机器人的现代世界，这样就不用自己动手打扫房屋了（因为谁有那时间啊？）。与此同时，为改善心血管健康，你必须购买健身器材或办健身房会员卡才能骑健身车或在跑步机上跑步。就像标准美式饮食从营养丰富的天然食物中去除了营养物质，并以缺乏营养的超加工食品取代天然食物一样，人们也舍弃了日常生活中有益身心的各种运动。数十年来，我们以提高效率、生产率和便利性的名义停止了步行、搬运、推拉提举等活动，正是这些活动使我们身体强壮、健康且长寿。然后，我们定期锻炼，将某种（精心设计的）运动重新融入自己的生活。

正如杰出的生物力学家凯蒂·鲍曼（Katy Bowman）所说，人类已经从运动通才转变为运动专才。如今人们的运动方式选择面相当窄，有些运动做得过多，而其他运动又极为不足。[11] 那些工厂工人就是例子，相同的任务他们每天要重复数百次甚至数千次（以前当理疗师时，我经常治疗"过劳性损伤"和"重复性劳损"）。上班族也是一样，他们的特有动作是坐在办公桌旁，双手不停地敲键盘，眼睛牢牢盯着屏幕。但无论从事什么职业，许多人都把满足自己基本需求（如获得食物、提供居所、供给能量）的工作交给从事专门活动的人去做，而自己只做高度专业化的运动，通常为单人运动或锻炼，例如跑步、骑行或打网球。实际上，我们所做的运动就是大口吃薯片和巧克力棒，然后摄入复合维生素片（狭义的、不因季节而变化的活动），同时还指望着身体健康。

的确，为了尽量满足前文概述的三个主要运动特征，大多数现代人必须有计划地进行某种形式的结构化身体活动、锻炼和训练，而许多人确实也这样做了。但是人们通常会犯这样一个错误，从任何一项活动的较低层级开始，立即转为专攻某项运动，例如慢跑、骑自行车或障碍赛跑，并且一年四季几乎都以相同的频率、强度和时长（持续时间）重复这项活动。慢跑锻炼的人就是这样，他们每天都以相同的速度在公园跑步，一年到头都是如此，结果健康状况没有改善，跑步速度也没有加快，后腰、臀部和膝盖的健康情况却逐渐恶化。跑步的频率是相同的，强度是相同的，持续时间是相同的，没有任何季节性的波动。随着时间的流逝，身体情况却越来越糟。

那些一开始便采用高强度间歇训练计划（例如参加CrossFit课程）的人，情况和慢跑锻炼者通常很相似。他们以强度大、持续时间相对较短（例如10分钟）、频率低（例如每周1~2天）的健身项目开始，所有这些项目都有一些变化，一开始成效还不错。但是随后，全年进行高强度锻炼的人数往往会逐渐上升，这时持续时间会延长（每天课程时间更长，课型更多），频率会提高（每周5~6天），并且没有任何实质性波动。这些运动健儿日渐疲累，每次锻炼时心气儿也是断崖式暴跌。很快，每周锻炼6天、每次20分钟的CrossFit课程学习者，和每周6天每次20分钟的公园慢跑锻炼者一样做着"长期有氧运动"，一段时间下来却没什么效果。虽然两者运动类型各异，但代谢途径是一样的，所以这不是真正的变化。

我经常在"周末战士"身上看到破坏健康的长期有氧运动模式，"周末战士"是指那些休假时从事高强度身体活动的人，休假通常在周末。他们中很多人选择的活动变化极小甚至毫无变化。他们一周中大部分时间都久坐不动，也不做一般性运动，如步行、提举、搬运或现实生活中的功能性力量运动。而每到周末，他们就骑山地车锻炼或参加娱乐性足球联赛，运动强度一般很大。这些"周末战士"也会进行调整，但调整的方式对人体有害：本该放松身体时却在自己的专项运动上用力过猛，而本该稍微活动活动身体时又过于放松（也许是前面的锻炼已经使他们疲惫不堪、筋疲力尽了）。这类人一年到头都会采用折中的方法，会处于时而压力过大、时而压力又不那么大的状态，因此无法建立一种关于健身和体育锻炼的健康基准。

我们只需对非工业化的传统社会稍加了解，就会发现这种"运动通才"的问题是有证可循的。在非工业化社会中，人们仍然使用基本的劳动密集型工具，重复着广义的运动模式，这些模式推动着人们身体素质和能力的发展。现代工业社会以汽车为中心，相比之下，传统社会中的人们则依靠步行。实际上，他们的步行通常属于中低强度，但相对较远，每天要走约5~16公里。现代社会中有些人会有意识地进行某种形式的心血管活动，除去这部分人，大多数人每天步行路程其实不足5公里。是的，就连那些戴着菲比（Fitbit）计步手环、午休时间绕着街区散步（我鼓励这样做！）的人也不例外。

在非工业化的传统社会中，人们的身体活动强度处于中低水平，但内容丰富，形式多样。相比之下，现代社会中"健壮"或"活力四射"的那些人，经常进行专门的体育运动或锻炼，而不是做更多一般性活动。现代人会以更高的相对强度来练习某项专项活动，并在更长的时间内保持这种强度。假定传统社会的人们每天走16公里，只为取水或准备食物、柴火和其他用品，做做一般杂务，可能还会参加社交活动或者跳跳舞之类的。相比之下，现代社会的情形是，人们常常开车到处转，一天中大部分时间都坐着，然后每周跑几次步，每次跑10~16公里，心率达到最大心率的80%。行走的传

　　　　　　　　　　　　　　跟着节律生活

统社会的人很可能身强体健，然而现代人不会这么认为，因为在现代人眼中，前者没有持续进行与步行截然不同的专业体能训练。

另外，还应考虑活动区域地面的粗糙程度。在传统社会中，生活在城镇和村庄的人们在泥土地、沙地以及粗糙的地面上行走或奔跑，这有助于增强脚部和臀部的力量和稳定性，促进身体平衡，避免摔倒和拉伤。大多数现代城市的路面都是平坦的沥青和混凝土路面。《卫报》曾形象地指出："混凝土是现代性的基石，它以各种不同的形态包围着我们，桥梁、高速公路、隧道、医院、体育场和教堂，从罗马万神殿（如果上帝有混凝土搅拌机，他也许会浇点混凝土上去），到英国西部布里斯托尔的克利夫顿大教堂，大教堂看起来像烟灰缸，上帝会在那里捻灭香烟。"[12]

这些紧实的马路也许是为那些穿着现代公司制服的上班族而建的，他们身着厚重的紧身服装，脚踩束缚着自由的高跟鞋。但在混凝土地面上行走、慢跑和奔跑（哪怕距离不远）可能导致骨骼和结缔组织遭受重复性劳损，甚至都不用跑，问题就会找上你。教师、护士、工程师以及其他行业的人，只是长时间站在坚硬的地板上，都有可能患上一种名为足底筋膜炎的足部疼痛性炎症，还会患骨关节炎、跟腱炎甚至静脉曲张。[13]当然，我们通常会通过穿更柔软、更跟脚的鞋子以及注射抗炎类固醇来应对这些疾病，但这些办法引发的问题通常比其解决的问题还要多。

对于人类当前的健康而言，更重要的也许不是多做在现代世界被人们称为心血管活动的运动，而是在日常生活中多做增强肌肉骨骼系统的活动，例如举重、搬运、攀爬和投掷。在传统的平等社会中，人们很小就开始做这些活动，并且终生坚持。如果你曾经看过《国家地理》这类纪录片中关于这些社会的报道，就会看到这些经典的画面——一个女人头上顶着一篮食物、几捆柴或几大把香蕉，而且经常把孩子裹在髋部。你可能是在舒适的沙发上看到这一幕，心想："这女人太可怜了！"但是，这些给肌肉骨骼造成高负荷的活动往往能够增强身体力量，这是大多数在城市居住的现代人所不具备的。那个"可怜的女人"在生活中可能会遇到许多问题，但不会因为身体瘦弱、机能衰退而心生忧虑。她一生都会强健而独立，相比之下，美国人中则有 1 000 万人患有骨质疏松症，有 4 400 万人骨密度偏低。[14]

詹姆斯·欧基夫（James O'Keefe）与其合著者在他们的论文《在 21 世纪实现狩猎采集者式健身》中制作了一张表格，列出了以打猎采摘为生的人类祖先常做的活动与现代人常做的活动。[15]人类祖先进行的是高负荷活动，比如拎几篮子收集来的食物或木柴，而现代人则提着几袋子杂货或行李。听起来两者仿佛不分伯仲，可实际上并非如此。现代人对省力的便利设施情有独钟，但这种偏好对我们往往是不利的。如今，人们已经习惯用低摩擦轮的行李箱携带随身物品，人们也不再抱着孩子，而是把娃娃放在婴儿推车里推着。小小的院子打理起来不费力气，修修剪剪的不用铺排那么大，也没那么辛苦。至于木柴（如果你还真需要的话），可能有人会预先劈好送到你家门口，若你给的费用够高，他们甚至可能会为你堆放好。

无论消除这些"负担"多么令人欣喜，我们的肌肉和骨骼因为长期不活动而退化也是事实。而引发慢性炎症的饮食、压力、睡眠不足以及缺乏阳光照射等因素，更是令肌肉和骨骼状况雪上加霜。这些影响的科学表述为：肌力减少症（肌肉力量减弱）、肌肉减少症（肌肉质量降低）和骨质减少（骨密度下降），三种病症共同构成一种通常不易察觉却又息息相关的三联症，令人类健康水平和技能不断下降。这些无处不在的贫乏症（我曾听一位运动生理学家这样称呼这些病症）呈现出的年轻化趋势越来越明显，症状出现的年纪早于以往任何时候。在传统社会中，老年人即便到了花甲、古稀甚至耄耋之年，做点重体力活通常也不在话下。那些现代人看来怪异而笨拙的活动（例如，头上顶水或久蹲不起）反倒使人们一生身强力壮，机能正常。

在现代生活中，减少肌肉负荷的影响与宇航员在零重力环境中长时间停留后的体验类似。当人们依靠椅子而不是用骨骼、肌肉和结缔组织来支撑身体时，实际上正在创造一种低重力环境。用手推车、电梯和汽车移动物体的时候，也是类似的道理。在地球上或许需要在这般省力的条件下生活数年，才能与太空中的宇航员在短短几周或几个月后身体机能退化的程度相提并论。这种身体机能退化无疑会带来巨大损害，只是我们没往心里去，总觉得"老了就这样"，但事实并非如此——这是病态衰老的结果，是人类多年来不懂善待自己身体的结果。

要时刻牢记，肌肉不仅仅是人类移动身体的组织，它们还起着分泌器官的作用，像胰腺或甲状腺一样释放化学信使。这些信使被称为肌肉因子，有助于控制新陈代谢以及骨骼健康和免疫健康。肌肉因子还有利于保护人体免受过度炎症反应（由炎性细胞因子引起）的侵扰，并且与人类的运动和肌肉质量正相关。[16] 普遍扭曲的模因总是令人沮丧，这暗示人们"饮食不健康，锻炼也白忙"。在 2005 年左右，人们普遍开始强调充足的营养和身体健康的重要性，两者要兼顾。[17] 我发现这句格言主要强化了这样一种观念，实际上你只需要遵循特定的饮食模式（例如低碳水饮食或生酮饮食）就好，肌肉收缩是否剧烈并不是很重要。这一结论非常危险，且具有误导性。

尽管几十年来，各种体育活动指南都在推荐某种形式的负重或增肌运动，但这些解决方法即便不算信口开河，也可谓含糊不清。美国卫生与公共服务部从 2008 年便开始发布多项指南，旨在帮助美国人了解运动和健康的重要性。[18] 他们的主要结论包括："成年人一天中应该多动少坐"和"多少活动活动身体总比不动要强"。[19] 在这些指南中，美国卫生与公共服务部还推荐了几种可以取得良好健身效果的方法，包括从中度至剧烈强度的心血管/有氧运动，拉伸和柔韧性锻炼，甚至是终生增强和维持整体身体力量的方法（尽管总体上似乎仍强调心血管健康）。

乔治华盛顿大学运动科学系副教授托德·米勒（Todd Miller）表示，每个人都应该进行力量训练，但大约只有五分之一的美国人遵循了政府的运动指南。[20] 可即使对这 20% 的美国人来说，这些指南充其量也只是个起点。从表面上看这些指南，很难知道如何安全有效地增强肌肉和骨骼的力量，从而借助关节达到适当的运动幅度（而且相比通过拉伸练习而获得的肌肉柔韧性，人们实际上更需要提高关节的运动幅度）。更重要的是，我们该如何增强心血管系统的功能呢？尽管我们重视"心脏健康"和心血管疾病预防，但也不应忘记：心脏也是一块肌肉。

普通人可能会将力量训练与健美、大块肌肉以及雄性激素爆棚的健身房（充斥着男人们发力的低吼声）联系起来。这种看法，再加上公共卫生和媒体对有氧运动的偏好，以及"减重就是要求我们燃烧热量"的社会共识，共同导致了这样一种普遍的观念——有氧运动才是"王道"。人们认为燃烧大量热量的最佳方法是进行能增强和稳定心率的运动。况且，健身房价格昂贵，想去锻炼并非易事。穿上一双跑鞋去跑步或跳上健身车蹬上一段则要容易得多，也能提高心率。

实际上，心血管不够健康并不影响你抱起三岁的孙子，也不妨碍你在 80 多岁时自己从椅子上站起身来。如果你失去平衡，一个供血效率高的心脏并不能防止你摔倒或骨折。你可以通过对某物施力（例如，走一段楼梯）或抵抗施加在自己身上的力并消除其影响（例如，将跌倒的影响降至最低）与世界建立联系。对所有人而言，尤其是女性，与其他任何锻炼方式相比，获得更多的体力最能使我们更加自信地与这个世界进行全方位接触，走向暮年时更是如此。

近年来，高强度间歇训练已成为一种颇为流行的锻炼方式。这类训练的特点可能是几轮单次全力冲刺，或者是典型的（尽管可能会过度使用）塔巴塔（Tabata）间歇训练法，每套动作 20 秒，两套动作间隔 10 秒，重复 8 次。[21] 高强度间歇训练以过去的循环训练为基础，却又大胆突破了传统的体育活动指导理念。传统的体育活动指导理念主要是在一周的大部分时间里，以中等强度到剧烈强度以及相对较长的时间进行高频运动。在过去几十年中，更多研究集中于低频和高强度训练的益处上。这些高强度间歇训练的生理路径与典型的连续有氧运动略有不同，但已有证据证明这类训练与高频率、低强度、持续时间更长的运动相比，即便谈不上更有益，其效果也算得上是伯仲难分的。高强度间歇训练可以提高整体健康水平和保健效果的功用已得到证实，至于降低血压、控制血糖水平等功效就更不在话下了。[22]

但是，人类的身体构造（特别是肌腱、关节和韧带等组织）很难进行强度接近极限值的运动。人们每天都通过大量低强度运动来调节这些组织，就像人类祖先为此进行许多不同类型的提举搬运活动一样。一旦健康状况恢复到基准水平，人们也就准备好做这类运动了，那是因为人类几乎生来就会以正确的方式活动。儿童往往是天生的短跑运动员，擅长用时相对较短的冲刺运动，中间也穿插着耗时较长的低强度运动。年龄较大的读者可能还记得，过去的小孩子是如何通过毫无章法的嬉闹玩耍、由心而发的舞蹈或摔跤游戏、以体操或健美操为主的学校体育课程，或者几项体育运动选拔赛来打造强健体质的。

学校体育项目的经费削减，学业成绩和专业实力优先于身体健康和体格发育的普遍观点，医疗保健现状的惨淡，新技术应用不断拓展以及许许多多其他因素，都让儿童不太愿意保持活跃状态。当让孩子们选择某种形式的体育活动时，他们通常会选相对专业和高度重复的体育运动。这些缺乏锻炼且不健壮的孩子，可能有过非常消极的体育活动体验，他们往往只会成长为不重视体能、缺乏锻炼且不健康的成年人。这一影响会涉及好几代人，体质较弱和不健康状态似乎难以改变了。

克服两极分化

有些人过于坚持某项运动，有些人则完全不运动，这两个极端完全可以称为运动的两极分化。但我们真正需要的其实是两者间的平衡或中间状态。对精英运动员训练的研究表明，他们的大多数（超过 80%）训练是在强度相对较低或中等强度下进行的，而与比赛季的体育赛事、赛程进展和赛段有关的专项训练是在强度相对较高的状态下进行的。[23] 也就是说，他们身上很少出现前述两种极端情况。平衡状态或中间状态不是一个仅适用于精英运动员的抽象概念，而是有助于我们这些日常运动的人活动身体的一种实用办法。

起初你也许只想做一些低强度运动——快步走一走、悠闲游个泳或者来个骑行，至少 80%~90% 的运动量应该属于这个区间。这类运动应该不会给人太大压力，并且还包括其他健康益处——待在户外，晒晒太阳，多多与人联络，不使用手机和其他电子产品。在强度量表的另一个极端，你应该在自己身体所能承受的最高相对强度下进行几次短距离冲刺。具体到行动上，可以是每周步行 3 个小时，外加两次 10 分钟的冲刺类运动，每次冲刺可能持续 5~30 秒。

处于这两个极端之间的，应当是某种渐进式力量训练，这也是大多数人制订日常结构化锻炼计划的关键基础。鉴于人们不见得能够通过改变环境来增加骨骼和肌肉负荷，从而增强体力，所以刻意制订运动计划以达到强身健体的目的，就成了我们为自身健康所做的最重要的事情之一。力量训练项目的范围可以从负荷仅源于自身体重的运动（例如健美操或瑜伽）到使用哑铃和壶铃之类工具的运动，再到特定的杠铃和举重项目。散步和全速短跑是不错，但是如果你缺乏基础的肌肉骨骼力量，那这两种运动也不会给你带来多大的好处。所以，首先得增强力量，然后再进行有氧运动。

具体到我的季节性运动模型，一年之中我们应该对这些运动项目加以调整。夏季白天长，温度高，适宜进行时间更长、强度更低的身体活动。冬季白天短，温度低，适宜进行高强度活动，如果天气不错，或许可以偶尔进行时间更长、强度较低的活动。一年四季都做提举和搬运活动，偶尔也做做动作幅度更小、操作起来更容易的活动（比如爬楼梯），通过这些活动继续增强基础的核心力量。另外，别忘了约上别人一起做这些活动。与朋友一起骑着山地车从小山坡上飞驰而下十分刺激，这会拉近你们的距离。这样讲并不是说真挚的情感纽带只在耗费体力的环境或情境中才能形成，但根据我的经验，一同徒步旅行产生的情谊远比驾车去同一地点产生的情谊深厚得多，这很大程度上是由于人们在徒步的过程中获得了共同体验，并且一起克服了体力活动方面的挑战。

我的一个好朋友与前夫共同承担对女儿的抚养责任。女儿与父亲一起度假时，主要是乘车旅行。他们会开到某个地方驻足停留，看看周围的景色，然后回到车里，接着赶路。女儿描述这类"冒险之旅"中看到的事物时，总是千篇一律地说"很好"或"真美"，却无法用更详尽、更有情感、更丰富的语言来描述那种体验。但是，和我朋友度假时，女儿会带上徒步旅行图书，跟妈妈一起造访太平洋西北岸的原始热带雨林，去更多地方探险。她会环顾四周，抬头仰望那些参天古树，她会穿着靴子踏入泥土中，觉得自己瞬间成为雨林生物多样性的一部分。与父亲一起，女儿是走马观花，与母亲一起，则是一种沉浸式的三维体验，通过身体运动，她与周围的环境还有母亲都能融洽相处。

从某种意义来说，朋友的女儿似乎既生活在机械化世界又生活在传统世界。从传统意义上讲，她与母亲一起经历的体力活动滋养了身心，也加深了母女感情；她与父亲一起度假时没那么耗费体力，只获得了现代化的悠然自在。当然，对于和妈妈共同的运动体验，之前这孩子也颇有怨言，徒步旅行回来后总是抱怨自己有多累，脚上磨出的水泡有多痛。和成人一样，孩子也喜欢轻松自在和即刻可得的满足感。但是，当这个女孩长大成人回想起以往的家庭旅行之时，我相信她印象最深刻、最怀念的会是与母亲一起经历的那些旅程。

新西兰毛利族体育老师伊兰吉·赫克（Ihirangi Heke）博士，在描述自己先前如何提高新西兰本地年轻毛利人的体能水平时，借鉴了相似的物理联系原则。[24] 他曾告诫这些年轻人要锻炼身体，才能预防心脏病和其他疾病，但发现年轻人把这话当成了耳旁风。因此，赫克博士制定了另一种策略，从毛利人与自然环境及众多神灵之间深层的精神联系入手，根据毛利传说，这些神灵是不同生态环境的守护神。赫克博士带领他的学生去攀登某座具有精神意义的特殊山峰。如果学生由于体力不支而难以登顶，赫克博士就质问他们："连登顶一座山峰都做不到，又怎么与其产生这种精神上的联系？""对这座山的尊重又从何说起？"这些简单的问题明确地将身体活动与精神意识联系起来，与苦口婆心地规劝他们通过跑步或举重强健身体相比，以这种方式激励学生的成效更为显著。

在毛利文化中有形形色色的神灵，泥土、风沙、水流乃至冬雪，都有自己的神灵。赫克博士还将运动与特定的环境联系起来，让学生感受不同泥土或沙粒的质感，辨别不同类型的雪或水，并模仿在不同风速下努力保持平衡的鸟类或昆虫。自始至终他都没有明确要求学生"锻炼"，却在潜移默化中提高了他们的体能和力量。现在想想我也一样。如果我运动的唯一目的是增加最大摄氧量（一个人在身体活动过程中可能消耗的最大氧气量）或降低30年后患心脏病的风险，我就不会选择骑山地车。我之所以动力十足，是因为山地骑行会让我联想到温暖的阳光、宜人的小路或是小山的顶峰。这些引人入胜的景致也令我欢欣鼓舞，让我可以与同行的伙伴或沿途遇到的其他人共享这份欢愉。在不断探究这些联系的过程中，通过骑行提高自身的有氧运动能力、降低患慢性疾病的风险反倒成了意外收获。故此，把运动当成体验而非任务反而能一举多得。

基于以上观点，关于如何（以及为什么要）提升健康状况和身体力量这一问题，我的观点可以总结如下：好的运动方式，可以让你身体强健、善于交往、探索世界。[25] 但进行这样的运动，方式方法也得注意。如果你只睡了 5 个小时，请不要凌晨 5 点从床上爬起来去跑步。（再睡会儿，真的。）我逐渐弃用（看看我之前用的都是什么词？）"锻炼"和"训练"这类词，因为这些词会让人想起在健身房努力锻炼的画面，在 10 公里计时跑中一路大汗淋漓的画面，或踩动感单车减肥的画面。尽管在适当的情况下这些锻炼方式都可以是不错的选择，但对健身和锻炼这般关注会让人们忽视那些低强度运动（如散步、徒步旅行或骑自行车）以及人生来就会的运动（如爬行、保持平衡、攀登和搬运）的重要性。后面这些活动均有助于我们强身健体，而在现代生活中通常达不到那样的效果，健身房里也达不到。让人精神焕发的打趣玩闹，例如和狗狗玩飞盘游戏，与孩子们一起跑来跑去、爬树或爬上陡峭的山坡、跳舞、按摩和行房等等，这些都有助于我们与最亲近的人建立联系，同时也有助于自身的身体健康。

鉴于现代生活的特征和局限性，任何结构性锻炼计划的核心支柱都应是身体力量训练而不是有氧运动。抗阻训练、搬运和举重等方法都是构建强健有力的肌肉骨骼系统的常用方法。偶尔做做短时高强度运动以及大量常规低强度运动，就足以满足大多数人对有氧运动的需求。我建议你根据四季的更迭和个人的生命节律来平衡这些活动，协调各类运动的比重。

为提高生活品质而健身

看完本章的论述有些读者也许会很受挫，他们可能会说："嘿，达拉斯，你就告诉我最好的运动计划是什么得了！"我真的做不到。我也不会随随便便丢给你一个答案说："只要做做CrossFit、瑜伽、慢跑即可。"这种一揽子方案，无论是我还是其他人提出的，都解决不了问题。与往常一样，环境很重要。

我们必须更全面地看待身体健康问题，首先要越来越适应人类社会共同面临的运动不足的大环境。你多久乘坐一次电动扶梯（而不是爬楼梯）？你的杂货或书籍多久送一次到你家门口？你一天有多长时间不是坐着的？当我们开始问这类问题时，就会逐渐意识到人类让这个世界变得多么机械、安逸和便利，基本上也不需要什么身体活动。我之前建议你步行到杂货店，然后自己拎一堆杂货回家，那时你可能很不以为然。如果是这样，那么对于我建议你爬楼梯别乘坐扶梯这事，你肯定也觉得烦人。但是人们可以通过这个小小的调整让自己动起来，无论周围有没有活动身体的条件，我们都能动起来。只有做出这样的决定，我们才能摆脱运动热情低迷的社会现状，改善身体健康状况，并与他人和环境融洽相处。

旅行时尽量花时间多与环境互动。从汽车或旅游大巴上下来，特意与环境来个亲密接触。在欧洲曲折的街上驾车而行；在山间的泥土小道上休憩，看小路蜿蜒向何方；与孩子们一起搭帐篷，让他们把帐篷桩砰砰地打进地里，然后体验在大自然中安眠的奇妙。选择这类更具互动性、对体力要求更高的休闲活动，人们将获得更丰富、更愉快、更难忘的体验。你和你的孩子也会更乐于探索生活中其他领域的活动，为健康的体魄和未来的自立打下坚实的基础。

2005 年左右我还是个理疗师，主攻老年患者的跌倒预防及康复问题，当时我就认识到培养终生力量的重要性。正如我在医学文献中发现和证实的那样，腿部力量是最能决定跌倒风险高低的因素之一。腿部力量较强的老人跌倒的频率要比腿部力量较弱的老人低，并且跌倒后康复得更快。[26]

老年人摔倒时，多半是因为他们被宠物、地毯边缘、台阶边缘或类似的东西绊倒了。[27] 为了迅速恢复平衡，身体必须拥有快速移动腿部的肌力。腿部和臀部较为有力的人更有可能进行一般性活动（例如不间断的力量训练课程），他们的肌肉更有力量，身体平衡感更好，反应时间更短（更不用说神经系统更高效了）。

人们会不由自主地根据别人的肌肉轮廓、体脂含量或穿泳衣的样子来衡量其健康状况和健身水平。但我希望自己传达给你的是，我最感兴趣的其实是人们长期的生活品质和生活乐趣。而且我相信，那些健壮、有耐力且复原力极强的人最能获得这样的品质和乐趣。那些能在最大程度上效仿人类祖先日常运动的人，更有可能终生活力四射、身体健康、朝气蓬勃，直到老年都能独立生活。

关于身体健康的话题，几天几夜也说不完。但是运动带来的社会联系尤为重要，更值得关注。因身体虚弱而无法离开房屋只能待在家里的老人，不会死于缺乏正规锻炼，他们往往会死于孤独。自由活动身体的能力将我们与其他人及地方联系在一起。CrossFit健身公司之所以稳居行业主导地位，享有较高的社会知名度，其实与其训练项目无关，而与人类在经历和承受某种身心挑战时形成的社会纽带和密切联系相关。正如本书下一章探讨的那样，社会性根基也许才是人类健康和福祉最重要的组成部分，甚至比健康饮食和用以强身健体的体能训练更重要。

第五章

社交：人最重要

　　表面上看，迈克的生活幸福美满，二十八九岁，在一家任务驱动型公司工作，事业正处于上升期，最终必将跻身高级管理层。同时，他身体健康，精力充沛，定期健身，隔三岔五就和几个朋友打打篮球。他不是个养生迷，但已经不再定期参加朋友聚会，而更注重食物的营养，确切地说，他践行的是原始人饮食法。他抛弃了之前一直在吃的预先包装好的能量棒和加工过的主食，养成了与远古祖先相似的饮食习惯，这些都是遵从内心直觉的做法。

　　然而，迈克的生活也有些不对劲，不知怎么地，有时他会觉得自己像漂泊的小船一样茫然无依，又不太清楚为什么会有这样的感觉。他去看望父母时（通常是圣诞节假期，也可能在夏天偶尔去一次），父母问他过得怎么样，他的回答总是"我很好，一切都顺利"这样的套话，如果母亲逼问他，他就转换话题，聊聊自己的工作，说说最近给自己公寓添置的家具，要不就是要去哪儿旅行了。大学毕业以后，当时的老同学就没怎么见过面了，他经常在下班后参加一些同事间的联谊会，大家一边开怀畅饮，一边谈笑风生。但他内心深处却渴望有更亲密的关系，他认为出现这种感觉是因为他一直单身。一旦找到"生命中的另一半"，也许他终会感到人生的圆满。

现如今很多人都感到孤独或人际关系疏离。相比 1980 年，如今感到孤独的美国人数量增加了一倍，且种种迹象表明这种趋势还在上升。通常情况下，孤独感和疏离感会导致焦虑或抑郁，但有些人却只会稍微有点儿不安。像迈克一样，人们会对这种感觉不予理睬，假装随着时间推移这些问题就会迎刃而解了。然而，对人际关系的质和量的不满给人体系统造成的伤害远比我们预想的大。拥有较强的社会联系能使死亡风险降低 50%，较强的社会支持感和社群融入感和抽烟、喝酒、肥胖以及久坐的生活方式一样，决定着你的整体健康水平。据美国公共卫生局原局长维克·穆尔蒂（Vivek Murthy）所说："孤独是一种不断蔓延的传染病。"[1]

在文化评论家看来，孤独感的"祸根"并没有那么难以辨识。在社交媒体和诸如发送信息等缺乏人情味的沟通方式主导下，我们的社交联系方式逐渐失去滋养和支撑自己的能力。人们也许会吹嘘自己有众多"朋友"或"粉丝"，但始终维持的有意义的关系却越来越少。我们在他人的陪伴下共度时光，但由于想要同时维持许多浅层的社会关系而不停看手机，这段可贵的时光体验会大打折扣。现代社会中，人们为寻找机会经常到处迁移，许多人工作中也承受着很大压力，将这些因素考虑在内，很容易就会发现其实自己也陷入和迈克一样的困境了。

根据我的季节性模型，我想说关于社交媒体和数字技术对人际关系造成的影响的前述评论其实不尽全面。社交媒体和依靠数字技术的社会联结在人类生活中的作用，一如日常饮食中的天然糖发挥的作用。如果人们囿于社交媒体和数字技术促成的关系类型，未能加入其他类型的关系，就会出现问题。和饮食、睡眠以及运动一样，人类的社交联系需求不是单方面的，我们需要在不同类型的关系中保持适当的平衡。本章我将阐明，若对我所说的夏季社交模式过于执着，而忽视了与其他季节相关的社交模式，人类终将孤独自处，与人疏离。和人类健康的其他三个基本领域一样，这个问题的解决方案就是从无尽的夏季状态中抽离出来，重新发现社交模式也具有鲜明的季节性，唯有如此方可达到最佳健康状态。

交友季

"人类是社会性动物"这句话虽是老生常谈，却一点儿也不假。心理学家马斯洛在其著名的需求层次理论中将人类需求设想成一个金字塔，对食物、水、居所和睡眠等大部分最基本的生理需求位于金字塔底层，如果这些需求得到满足，人类就可以设法满足自身对金字塔较高层级中的各项需求，最终满足创造力和个人成长的需求（这是人类与生俱来的需求）。生理和心理上的安全感是扎根社会的产物，马斯洛认为这种安全感至关重要，在金字塔中位于食物、水、居所和睡眠等基本需求的上一层。生命存续的基本生理需求得到满足之后，人们就该满足自己的社交需求了，否则就别指望自己能过上幸福、健康而惬意的生活。

在整个人类进化史中，社交需求由来已久。如果人类不具备为了更高目标与他人交往及合作的能力，那现在主宰世界的就是大袋鼠或类人猿，而不是人类了。在狩猎采集时期，人类个体的力量过于单薄，无法凭一己之力生存。新生儿在危险面前毫无反击之力，需要全天候的悉心照顾。虽是肉食性动物，但人类并不擅长独自出去打猎，没有锋利的爪牙和敏锐的视力，也没有充足的体力和飞一般的速度。试想一个人独自在平原上与一头狮子一决高下，这个画面肯定不妙。在感官灵敏度上，人类同样不能媲美大多数肉食性哺乳动物，也不能仅靠植物来维持生命，如此一来，我们就陷入一种独有的困境：必须外出猎食并且保护好自己，可我们生来就不具备这种能力，可怜的人类！不过幸好我们的智力与合作能力弥补了体能方面的不足。

现代科学无法知晓人类交往合作的所有具体方式，但我深受尤瓦尔·赫拉利的观点影响，他在《人类简史》一书中探讨了这样一个理论：大约 7 万年前，史前智人群体中发生了一场认知革命。[2] 与尼安德特人（Neanderthals）等竞争种群不同，智人在竞争过程中，逐渐形成一种独特而奇妙的能力，即搜集知识并用以解决实际问题的能力。爬行动物也许要历经数百万年才能学会飞行，而人类做到这一点经历的时间则要短得多，因为我们懂得有针对性地运用各种知识。早在莱特兄弟进行首次飞行试验前，这场认知革命就赋予了人类语言能力、与他人建立亲属关系及其他社会关系的能力，以及将想象变成现实的能力。这些认知能力让人类有史以来开始在自己的小圈子里创造、分享和传授技术、语言以及狩猎策略等各方面的知识。[3]

认知革命之后，人类仍旧能够与环境比较和谐地相处，依然靠吃采集来的植物和猎杀来的动物养活自己，彼此之间也保持着有意义的联系，而这种情况可能会因季节变换而有所不同。当时的人类冬季社交圈比较小，主要维系与亲朋好友的关系，与旁人则疏于联络。因为白日太短，人们既无体力也无心情去维护太多人际关系。他们可不愿意在寒冷而阴暗的冬日冒险出海远航，而是会和几个关系亲近、最为重要的人挤在狭小且私密的空间，享受那种笃定安宁与亲密无间。那时冬季还是人类培养观察能力、自我意识和自省能力从而更了解自己的好时期，无论是与他人做伴还是独处，我们都能逐渐认清自己的期望、梦想、憧憬以及未来的计划。

当冬天终于过去春天姗姗到来之时，社交圈子又会拓宽，范围愈加广阔，更加令人兴奋与跃跃欲试。此时我们会遇见更多人，探讨更多想法，也会探索不同类型的人际关系。随着时间从春天进入夏天，我们与他人建立的联系会持续增加，但联系却往往流于表面。这里所说的"表面"并非贬义词，我只是想说夏天建立的联系，更像是转瞬即逝的一面之交，或是一段风流韵事，而非终生的牵挂或者伴侣关系。而在远古时期的夏天，以狩猎和采集为生的人类祖先有机会探索、迁移，收集新想法，同时也在广泛地狩猎，积聚大自然丰富的资源。人类摄入大量富含营养和能量的食物，还想看看山那边的风景，于是真的说做就做，呼朋唤友去探个究竟。不管是从字面意义还是从象征意义来说，夏天都是扩张、消费、猎奇探险的季节，也是人们辛勤劳作、集思广益、囤积粮食、未雨绸缪的季节，因为此时人们会为即将来临的秋冬季储备大量易储存的食物，身体也要多囤些脂肪（这是长期能量储存的一种便捷方式）。

夏去秋来，人们会逐渐对春夏两季结交的熟人做一甄别，开始对当时建立的几十段甚至数百段人际关系进行筛选，精挑细选，留下真朋友。要放弃这种让人热血沸腾的夏季"交友热"或许很难，但这也是可张可弛，可以恢复与自我平衡的人类社交模式的一部分。夏季社交令人愉快与兴奋，安静笃定的冬日则是人们再续那些更加亲密的关系和审视自己内心的好时机。冬天的家给人类祖先以安全感、归属感、根基感和包容的心，他们可以按轻重缓急给身边的人和事排序，从而重新分配自己的时间和精力。

大分离

人类从农业社会和永久定居状态，最终走向工业化和城市化，这破坏了这种顺应自然的节律性，也导致人们与自然脱节更严重了。人们自行规避狩猎和觅食的周期变化，切断食物来源的季节性和迁徙性，（通过搭建永久性住所）消除温度的季节性波动和降雨的影响，对肆意开采自然资源的必然后果视而不见，也不再认为人类命运与所处的环境密不可分。贾雷德·戴蒙德的畅销书《崩溃》（Collapse）概述了当目光短浅的人类争夺并迅速耗尽复活节岛等地的有限资源时出现的后果。[4]（提示：结局很糟。）人类新萌生的想象力导致一种集体的傲慢，他们越来越觉得自己应被赋予《圣经》中所说的"统治地球"的权力。能这样口出狂言的，除了人类，再无二者。人类已经成为地球上最具破坏力和影响力的物种。

大分离就这样开始了。人类不再将自己看作一个更大整体的一部分，而是开始将自己与地球及其他生物分开。人类觉得自己不再依赖土壤肥力、四季更替和环境的自然变化，而是控制和征服了它们；不再随地球活动调整自身的运动及其模式，而是开始主导自然秩序。在大约 14 000 年的时间里，人类创建了集权管理和分级管理、政治结构、财产所有制、知识体系、人口稠密的社区以及劳动分工制度等，人类社会逐渐过渡到现代文明，前述各种体制也得到了巩固。

城市中出现了新的社区形式——我们有了城市社区、同业行会以及地方宗教团体等。但总体而言，城市化令人们与其他族群成员之间不如从前那般亲近了，社交过程中也生出无定感和陌生感。在新兴城市中，人们倾向于花更少的时间与熟人相处，而花更多的时间与陌生人打交道。代代扎根于农村的家庭搬入一套套完全独立的城市住房，在那里他们感受到的社区支持和凝聚力要少得多。当邻居是陌生人时，你会在那里失去归属感。倘若父母所在的社区缺乏传统意义上的稳定感，他们会倍感压力，因为需要长时间艰苦工作以供养和照顾家人。工业化劳动使人与人之间越来越疏远，因为人类社会专业化和疏离感不断增强，从前为自己生活中相熟的人或经常在菜市场见到的人提供商品和服务所带来的那种目标感，已不复存在。人类沉迷于发展经济、提高效率、扩展圈子，而所取得的"进步"只会使我们继续信守一种体制，但前提是，要取得更大的进步，先要破坏人类自古以来有之的相互联系性。但代价是什么呢？我们做的工作更多，但产出的食物营养倒不似从前那般丰富，也没那么多空闲时间来交流、创作音乐、跳舞、嬉戏，哪怕只是放松一下也不得空。[5]

人类飞速向前，迈入现代社会，也陷入我所说的夏季社交模式困局。通过建立许多浮于表面且毫无意义的关系来寻找新鲜感和刺激，丧失了培养深厚感情的机会。短信和社交媒体上的帖子看似社会化，但实际上并非如此。当人们用字母、数字、字符过滤掉自身的心理情感状态时，其实是在剔除人类互动中最滋养身心的成分。我们失去了人类的脆弱性和沟通的微妙之处（细微的社交暗示、手势和肢体接触），这些细节只能实时发生，因为人类如何流露出复杂的情感以及如何措辞是无法预测的。受到关注时，我们会获得安全感，别人也会看到我们所有的缺点、特质和怪异之处，但他们会包容这一切，爱我们的全部。唯有被人关注、被了解和被接受的体验，方能减轻我们感受到的压力，让我们从容应对生活。总是戴着虚假的面具会让我们缺乏基本的安全感，因为这样建立起来的关系基于投射在社交媒体上的假象，而非真实的自我形象；相反，真实和脆弱倒能为产生深层归属感和那种至关重要的心理安全感创造机会。

在使用复杂的语言之前，原始人类祖先主要通过生物学提示来沟通和联系。他们依靠面部表情、眼神交流、肢体接触、手部动作以及语调变化等方式领会他人意图、调节神经系统并建立安全可信的关系。研究人员称这种体验为共同调节，共同调节是在一个人的神经系统与他人的神经系统相互作用、互相影响时产生的，通常超出了有意识的观察范围。[6] 在稳固、有爱、值得信赖的人际关系中，共同调节的表现有轻柔的手势、肯定的表情、充满爱意的触摸以及放松或快乐的情绪状态。在不安全或不稳定的互动或情境中则正好相反，表现为不信任、恐惧、防御姿态和时刻紧绷的神经。共同调节始于人类降生后的母子（女）关系，一直延续到成年生活以及随后的人际关系和交往中，是人类彼此联系最基本的方式之一。

我们如果永远处于忙碌、漫不经心和情感缺失的状态（现代社会中的我们就是这样），就会缺乏由共同调节带来的安全感和归属感。当我们沉浸在数字设备上二维符号的世界时，也会错失那些与人联系的机会。如果不能形成共同调节，人们渴望的丰富而有意义的联系就只是一场毫无价值的数据交易，只需一台功能强大的电脑便可轻松维系。人们离共同调节越远，就越有可能忘记如何做到这一点。雪莉·特克尔（Sherry Turkle）在其所著的《重拾交谈》（*Reclaiming Conversation*）一书中深刻地指出，人类正"受制于自己发明的技术"，因而也在经历一场"共情危机"。[7]如果人们交谈时不用心倾听，私交不深，缺乏面对面交流互动，就会丧失共同调节思想、身体和情感的能力，随时可能崩溃，并且比以往任何时候都要孤独。

培养亲和力和亲密感需要投入时间，否则就会陷入止步不前和懒于经营的关系中，就像我们与拐角处咖啡店里的咖啡师或工作中遇到的人建立的关系一样，这些关系通常是缺乏人情味或不堪一击的，例如，在传统的职场环境中，各种关系必然带有竞争性与层级性。但别误会，其中有些关系可能也令人愉悦。咖啡师可能会记住你每天早上最喜欢的饮品，让你产生短暂的社区归属感。各种数字化沟通形式（如发送文字信息）也有其用武之地，这些形式是传输数据（"下班回家路上去拿鸡蛋了吗？""大伙儿什么时候聚聚？"）的好方法，但是归根到底还是毫无新意、平淡无奇的交流形式。这些形式让我们像迈克一样制造"一切都好"的假象，刻意回避充斥在我们生活中的难以言说的孤独感乃至空虚感。

下面这番话源于我本人的痛苦经历。就在脸书和推特开始流行的那段时间，我自己的职业发生了意想不到的变化。作为理疗师和体能训练专业人士，我从事临床实践工作将近十年，而我对营养学的狂热也渗透到许多私人交谈和职场对话中。我开始谈论有关营养和运动的话题，写这些方面的书，也开始与我的前搭档一起在全美各地为那些对提高运动能力、改善营养和整体健康状况感兴趣的热心听众开一些营养学方面的研讨会。

我们努力增加在线受众，发布了数千篇脸书帖子、推文、照片墙动态、博客和电邮简讯等。我在网上回答了数百个问题，许多不怀好意或不明就里的陌生人诘问或公开攻击我，我也做了回应。那些年，我飞了数十万英里，参加了数十场专业会议，见过卓尔不群、鼓舞人心的人，在国家电视台也露过许多次脸，但也……真的真的很孤独。

那时我朋友众多，但是由于自己的旅行安排得满满当当，还得保持自己在公众眼中"一如既往的好形象"，我发现要直面自己的恐惧、缺点和失败实在太难了。如果当时你问我社交生活怎么样，我会说好极了。我经常交往的朋友有几十个，遇到很多有趣的成功人士，尽管当时个人婚姻濒临崩溃，但我确信自身的社交需求可以得到满足。再怎么说，我也是个网络达人，需求怎么可能得不到满足呢？而今回想起来，那几年紧张而忙乱，很多时候我都在拼命利用"联系"（通常是在线联系）来填补自己所有的空余时间，分散自己的注意力，不让伤感蔓延，不让没有归属感的不安情绪泛滥。然而，成功、金钱和赞誉并没有使我的社交生活变得更好，若非要说有什么改变，也不过是为了在社交媒体平台和私人对话中树立健康和幸福形象而让自身压力倍增。我和数百万使用智能手机和互联网的现代技术迷犯了同样的错误，误以为关于生活的碎片式交流就是有意义的情感沟通。

2014 年与妻子离婚后，我深感抑郁、焦虑、极度孤独，不知道该如何摆脱这些感觉。我开始做生意、到处旅行、强迫自己学习，以此分散自己的注意力。经过深刻的自省，我意识到自己其实和许多人一样，情感上是孤独而痛苦的。尽管我之前在写作和演讲中提到过滤个人弱点的危害，倡导面对面的互动，还推出一项名为"多社交、少媒体"的培训课程，但我本人却没真正遵循这些建议。虽然并非故意欺骗读者和粉丝，但当时我确实与别人一样正在和现代生活的根本问题做斗争：长期受到过度刺激，长期分心，与社会隔离。换言之，我当时一直处于长久的夏季模式中。

这个问题跟夏天这个季节其实没有关系。无论从比喻意义还是从字面意义来说，我都会把夏天描绘成一个关于探索、猎奇、寻求刺激、接受挑战、专注工作、学有所得、收获成功以及"做事"的季节。尽管现实中物质生活富足、供应过量和浪费现象随处可见，但"夏季"的总体感觉中总有一种匮乏感（毕竟，冬天总会到来）。在整个夏季的几个月里，探索世界（自驾游）、结识新朋友（邻里聚会和户外烧烤）、熬到很晚才睡（因为太阳还没下山），都是合理而又正常的做法。可如果始终保持夏季社交模式，就会出问题。

事实上，人们越来越沉迷于做事和运动时带来的兴奋感和陶醉感，而不是静坐和思考；越来越喜欢与他人建立快速、浅层且短暂的关系，而不是投入时间和精力深入联系、交往。这种嗜好甚至具有神经化学基础。社交媒体的点赞和评论以及现代消费文化中的广告和其他元素，可以使我们迅速分泌神经递质多巴胺，产生飘飘欲仙的愉悦感。多巴胺对增强积极性、愉悦感、专注力和情绪弹性等都有明显作用，令人头脑清醒、情绪高涨、活力无限、充满力量和动力。谁不想体验那种感觉呢？

然而，若极力追求这种感觉，自己将无法放慢脚步，无法与生活中对自己具有特殊意义的人建立更深的联系。电视节目、广告以及智能手机没完没了的提示音不断吸引着我们的注意力，交通和媒体引起的亢奋、噪声和光污染不断刺激着我们，带来多巴胺分泌时的飘飘欲仙之感，现代的夏天耗尽了人们的创造力、自我意识以及理解他人和共情的能力。我们承受了太多刺激、太多压力，于是离群索居，最终变得非常孤独，这是一种痛苦的落魄感。

最终，我们还会变成消费狂。我所说的消费概念比较宽泛，包括不平衡且不自知的欲望，如购物、独占、饮食、囤积等，一切的一切都包含在内。夏季人们忙忙碌碌，压力重重，因此总是渴望更多的糖、盐、脂肪、热量、性行为、情感认同、注意力、愉悦感以及各种各样的消费品。夏季是欲望爆棚并且为满足自身欲望而采取行动的季节，但恐惧感却总是如影随形——害怕得不到想要的或失去所拥有的。恐惧感会有效激发消费文化，如果你最近看新闻或在社交媒体中刷存在感，也许会感到恐惧不安——害怕被忽视或遭到社会排斥，害怕自己拥有的不"够多"，害怕恐怖分子有所行动，害怕经济崩溃，害怕疾病流行，也害怕不知怎么就低人一等了，这种恐惧驱使我们购物，租赁或借用自己不需要、不想要，有时甚至是不喜欢的东西。

长久的夏天让人们在其他方面也毫无节制。若浏览照片墙或看电视熬得太晚，我们便从未来的自己那里窃取急需的睡眠时间；我们花未来的钱满足现在的自己，选择了一种让自己长期负债的经济模式；我们花时间上下班；接送孩子们参加课外活动；打扫庭院料理家务；去酒吧享受欢乐时光、参加假日聚会；还会尽量去健身房锻炼或跑步，别像去年似的长胖近10斤。我们已经心力交瘁、精疲力竭了，但还是停不下来，我们不敢停步。大多数人都忙疯了（忙碌+疯狂？），每天的闲暇时间比许多狩猎采集者还要少。当代的狩猎采集部落，例如纳米比亚的布须曼人（Bushmen），每天仅工作 4~5 小时，不过得向诸位说明一点，对于许多部落居民来说，他们的"工作"包括狩猎、钓鱼、走路、采摘坚果和野果以及搭建帐篷等。讽刺的是，这些都是许多更"文明"的现代人度假时才做的活动。[8]

所有这些疯狂的夏季行为容易让人生病。自农业革命以来，随着工业化、城市化以及生活节奏的日益加快，人脑进化所依赖的自然环境与人类创建的后农业社会之间的不协调更为严重，抑郁、焦虑和失眠、情感障碍以及痴呆等其他功能障碍的发病率一直稳步上升。[9]尽管这些疾病没有单一的直接诱因，但人类远离自然已历时一万多年，无意之中使自己与地球、自我、他人和更大的目标感和意义感脱节了。要说这没对我们的人生体验产生负面影响，那才怪呢！

哈佛大学心理学教授史蒂芬·平克对人类历史的看法较为乐观，他认为人类的生命轨迹实际上是向上发展的。他证明了人们现在生活的时代是这个星球不曾有过的最和平的时代，被死亡、疾病和无谓的暴力行为夺走无辜生命的人少之又少。[10]但是，我想知道：如果那些人是焦虑、痛苦和孤独的，最终也无法感受深层人际关系带来的深层意义和目标感，那么长寿又有何益处呢？对那些试图了解或应对人类个体经历的苦难的人而言，庞大且不断增长的人口总量，对他们没有什么慰藉作用。

我想说的是，今天人类面临的危机不只是因为喜欢刺激和狂热而缺乏更深层次的人际关系，更包含根基感和联系感的缺失。以家族或族群等较小单位共同生活的概率越小，与自然节律的日常联系就越少，彼此之间有意义的深层联系也就越少，人类就越来越难以达到健康、平和与幸福的状态。大多数人都察觉到了这一点：我们知道自己在一个非常庞大、瞬息万变的世界中茫然无依。我们觉得自己很渺小，有时甚至人微言轻。我们想知道这到底是怎么回事。我们觉得自己没有为任何要紧事贡献绵力，也不觉得如果出了什么问题有人会"支持我们"。

前面一直在说社会隔离会对健康产生影响，却没怎么谈到若缺乏对更大整体（无论是大家庭、当地社区还是希望留给子孙后代的更美好世界）的贡献感，生活会有多空虚。如果一家不知名公司的工作就是刷计算机屏幕上的数字，让那些隐形的股东更加富有，那么在这家公司工作对提升我们对真正重要的事情的贡献感便没什么作用。如果最后这句话激怒了你，可以理解。多年以来，这样的话也曾让我大为恼火，可一旦冷静下来，我就悟出其中包含的真意：赚钱（无论为自己还是为他人）本身并不会令你感到自己做了什么有意义的贡献，就像你在社交媒体上专注经营那些浅薄的"朋友"关系，却总觉得自己的付出没人看到，也换不来别人的深爱一样。

如果不对自己以外的事物做出贡献，就会陷入一种无形的空虚中，就会处于一种不够充实也不那么健康的生活中。

社交脱节的四种形式

前文我描绘了一幅关于现代生活的严酷画面，讨论了建立联系和社交脱节的状况，讨论的范围很广，简要来说就是四种脱节形式，每种形式前文多少均有所提及。在我看来，每种形式的脱节影响都差不多，但四种形式若共同作用，就会让人无法心安、快乐、平和。只有当人们了解自己偏离轨道有多远时，才能摆脱夏日困境，开始重建联系。

重寻自我

青春期过后，大多数人会跳出家庭所给的舒适圈去别处探索、创造和扎根，也许是人远离家乡，也许是心里暂时放下一切，或者两者兼而有之。无论是什么情况，他们都会把既定的自我意识抛在脑后，去学习、成长、探索和建设。

无论从生理角度还是从心理角度来看，这种行为在我们生命的春夏阶段都是健康的。于大多数人而言，这种行为会在20多岁到30多岁之间出现（本书第八章会就此进行探讨）。童年时期，我们会学习、做准备、制定目标，成年后便需要踏入社会，忙着开展夏季项目、完成夏季目标。但如果做得太过头，这一切行动和冒险就会带来危害，可能会失去与自我的联系，甚至达到害怕独处并且感觉自己仿佛先天"不足"的程度。脱离家与自我的时间越长，就越容易陷入迷失和遗忘的深渊。

与自我脱节后，许多人会转向主流文化，谋求与社会重建联系的机会。近年来，社交媒体对人们彼此之间分享和传递信息的方式产生了深刻影响，因此我们总能看到博人眼球的内容，告诉我们要为工作设定边界，要享受"私人专属时间"，要留出自我关照、自我爱护的空间。但是，当我们终于安排好心心念念的按摩放松或周末度假等活动时，一直期待的平和心境却未能如期而至。我们身体离开，心里却又一次在想，是不是错过了什么。

我当然认同滋养、关爱和接受自己非常重要，但单单强调泡泡浴和按摩，强调设定边界或者自我接纳是不够的。如果这些活动没有以密切观察自身非常真实且往往不够讨喜的特性作为补充的话，人们就会错失与整个自我建立联系的机会。如果人生的某段遭遇（例如婚姻破裂、重大伤害或疾病、失业、配偶不忠、饮食失调、心理健康状况不佳等）对我们积极但不完整的自我认知形成挑战，这段遭遇就很难与更大格局的自我意识融为一体。[11] 于是我们会分裂成两个人：一个是呈现给"外面"世界的假我，另一个是受自己家庭和观念影响的真我。这种分裂让我们觉得自己不被他人看见、听见和接受。毕竟，如果我们不向任何人展示真我，其他人也无法了解、接受和拥抱真实的我们。

在学习与真我建立联系的过程中，我们发现自己会因具备优势沾沾自喜，也会因自身不足而略显自卑。我们学会满足自己的情感需求，接受自己的缺点，同时也温柔地鼓励自己放手去干，不断成长。如果对自己没有悲悯之心，那么把更多注意力放在自己身上便只是自视过高或孤芳自赏。了解、接受和正视自己常会遭人误解或被人忽视，这是"我"的关键组成部分，无论我们走到哪里，呈现给世界的都是这个"我"，若每个人都能展示最好的自己，世界就会越来越美好。

寻找来处

科技和城市化不断发展，我们已经到了看似无休止的扩张境地，对自己身处的这个世界的归属感也随之不断减弱。在人类历史的大部分时间里，直到约最近两百年前，人们的生活与大自然母亲的喜怒与慷慨联系日益紧密。[12] 人们学着理解天气模式和季节性波动；收成全靠土壤肥力，害怕肆虐的季节性风暴；人们赤着脚在被阳光晒得暖暖的岩石上跳舞，聆听森林中传来的静谧之音。人类与家园之间这种精神联系（我等本是尘土，也将归于尘土）给我们一种归属感，这种感觉比公寓、办公室或日常琐事带来的归属感更强烈、更深刻。没有归属感，人类便茫然无助——像一座座在充满不确定性的汹涌大海中的孤岛。

大多数人都认同人需要扎根（因为知道从哪里来，所以生命才有意义），这就是为什么人们平日总去同一家咖啡店，每天都走同样的路线去上班，每周五晚上都约同一群朋友见面。亲切感使人平静，而归属感意味着安全。二者缺一不可，否则新奇事物带来的兴奋感会迅速变为令人失措的恐慌感。但在一个遍布混凝土丛林、电子屏幕和灯火通明的免下车服务窗口的世界，人们忽略并脱离了脚下实实在在的土地。这片土地是人类安身立命的基础，是获得滋养身体的食物的基础，也是疲于城市生活的我们温柔而温暖的灯塔。我们往往不是置身于自然环境中，而是热切地浏览互联网上编辑过的图片，幻想着白色的沙滩和安静的度假山庄。所有人，甚至包括那些鸣笛声不绝于耳的城里人（他们自豪地宣称"我们在城市的喧嚣忙碌中从容生活"）骨子里都觉得缺失了一些东西：对苹果手机和脸书好友以外的人和事的依恋感、归属感和亲切感。

线下社区

虽然忽视所处的地理环境会影响我们，但是现代世界中最容易被忽视的部分，很可能是我们应该以何种形式与身边人保持联络沟通。虽然人类是从几十人到几百人的小部落进化而来的，但我们现在经常通过数字技术和在线平台与数百甚至数千人互动。在古代和现代的部落群体中，要成功捕猎、觅食、迁徙以及养儿育女（更不用说玩耍、跳舞、唱歌或者其他社交形式了），身体接触是不可避免的，根本没有什么隐私可言，也没什么孤独感。那时，同一个部落的人彼此相熟，相互之间非常了解，管你喜欢不喜欢，自身的怪癖和缺点反正是无处遁形。即便我们不希望如此，别人也总能看到我们，切实了解我们。而今，戴着各种各样的面具已经成为网络常态，我们甚至可能都没察觉到自己就在这样做了。你是否注意到自己的挚友亲朋在网上和真实生活中的表现对比有多么鲜明？没错，我也发现了。因为得到深度理解、深深接纳而产生的心理安全感这个话题，就说到这儿吧。

这种部落亲密关系如今已不可能存在，因为你在任何一个特定的人身上所能投入的情感能量与你积极维护的有意义的社会关系数量成反比。1992 年，英国人类学家罗宾·邓巴（Robin Dunbar）曾提出，人类只能维持 100~200 段稳定的社会关系。他将该提法定为进化生物学和人类学的通用理念，将人脑的大小与各种灵长类动物的社会群体大小联系起来。[13] 根据邓巴的数学运算，人类大脑能积极管理和维系的社会关系峰值大约为 150 段，这与他后来的发现不谋而合——古老的村庄和部落会自然而然吸引大约 150 人，达到这一门槛后，大多数社会群体往往出现分裂。这意味着，在你那 500 个或 1000 个脸书好友中，许多人处于你的脑神经能够维护的圈子之外，已超出"射程"了。[14] 如果你碰巧有几千个领英联系人或脸书好友，你也很可能只与其中很小一部分人保持有意义的联系。

但我们不要对这些实际数字过于执着。援引邓巴的研究，我的本意是强调人类社会联系的根本原则：我们与他人联系的能力有限，而且我也说过，大多数人会选择夏季人际关系的数量而非质量。我们选择夏季海滩派对的欢欣刺激，而不是冬季的舒心如意。丹麦语中用hygge表达这个意思，多少表达出活在当下、彼此相连获得的亲密、舒适、惬意之感，一种不可言喻的安全感、熟悉感、安心感和满足感。讽刺的是，在漫长的夏季生活中走得越远，人们就越渴望舒心如意，却不太清楚该怎么做，因为这种感觉似乎无迹可寻。

前文中我说过，将人类深刻而复杂的经历简化成液晶屏幕上的字母、数字、字符（加上表情符号），会大大削减人类交流中的重要信息。依据这些信息去了解一个人，根本无法获知其（全部）情况，最终很可能以悲剧收场。2011年秋天的一个晚上，莎伦·塞琳（Sharon Seline）和她的女儿互发短信，问女儿大学生活过得怎么样，女儿的回复都是欢快的表情和热情的话语，与此前她在社交媒体上的表达如出一辙。但那天晚上，她的女儿却企图自杀。这就要说说技术背后的问题了。通信顾问苏珊·塔达妮可（Susan Tardanico）曾在《福布斯》杂志上评论过这则悲伤的故事，当时她写道："如今技术泛滥，任何人都可以躲在文本、电子邮件、脸书帖子或推特后面，呈现他们想要树立的形象，制造他们想要的错觉。他们可以成为任何想成为的人。而他们的观众如果没有接收非语言暗示的能力，就会一直被蒙在鼓里。"[15] 躲在屏幕后面，我们可以向自己和他人讲述任何想要讲述的故事，却常常导致自己很孤独、被误解，在相互依存、彼此支持的人类生活网络中缺乏深层次的归属感。

重树目标

虽然到目前为止我所讨论的几种联系方式并非严格按等级排序，

但这些方式确实是以彼此为基础建立的，最终人们会感到人生圆满、心满意足。马斯洛在其职业生涯的大部分时间里，都将这一人生结局称为"自我实现"。不过在生命的最后几年他采取了一种更包容更广阔的维度，把人类需求的顶峰表达为"自我超越"。[16] 这个重新定位强调，人类最重要的意义感并非源于自我关注，而是更多源于对自我之外的其他事物的贡献程度。最终（也许也是最超然）的联系形式就是我们的目标感，对人类福祉而言，目标感无比重要、不可或缺。生活在西方发达国家的大多数人倾向于一种享乐主义幸福观，认为幸福是最大限度的愉悦。

然而，越来越多的研究表明，那些将目标和贡献纳入幸福定义中的人更健康，也更幸福。[17] 遗憾的是，我们所处的过度刺激和过度紧张的环境迎合了人们无止境地追求愉悦的需求。人们随时随地寻求短暂的幸福感，以此逃避恐惧、痛苦和烦恼，却又总是求而不得。在西方，我们是一个期望过高因而失望不断的群体。这些失望导致我们身心出现一系列症状，精神萎靡、意志消沉，一直寻找一种遥不可及但仍然令人向往的灵丹妙药。[18] 人心永不满足。总有人为了满足种种私欲（比如在纽约汉普顿买座豪宅）刻意逃避或忽视个人深层目标，只要这种状况存在，人心就真的永远无法满足。

日本冲绳地区的人因特别长寿而闻名，当地人用日语词ikigai[①]来表达他们的目标和意义。ikigai的意思是"有价值的生活"，指出了对更大人生目标的追求，以及着力实现这一更大目标的重要性。[19] 一旦人们将生活界定为比无休止地追求愉悦更重要的事物，就会注意到

—————————

① 日语词为"生き甲斐"。——译者注

无休止地追逐是不可持续的，而且愉悦本身并不能如人们所期望的填补空虚。这一情绪从来都不是用来填补空虚的。

在你看来，糖和富含营养的食物之间的对比有多明显，幸福感和人生目标之间的对比就有多明显。糖和缺乏营养的加工食品既算不上"邪恶"，也谈不上有什么问题，但很容易让我们产生愉悦感，从而放弃令人活力满满、营养滋补的食物。我们应该优先考虑营养丰富的食物，也应该看重有意义的人生体验，如慷慨付出、无私奉献、积极传承等，虽然这些体验有时候充满挑战，但明显有益身心甚至意义深远，因此我们应该避免让自己对愉悦感的反应超越对前述几种人生体验的感觉。

本章将所有社交脱节方式考虑在内，希望这部分内容没有让你对自己的未来或整个世界感到沮丧。我们一生都有机会重新调整自己在这个世界的生活方式，你可在某些地方慢下脚步、稍作停顿，与自我、与重要的地点、与其他人以及更宏大的目标重新建立联系。

即使你已连续数年乃至数十年践行无限扩张的夏季模式，现在开始重新定向、减速并开始一套更具秋季风格的行为模式也为时不晚（见第七章和第八章）。在改变自己的生活方式时，我们可以重新发现归属感、安全感、舒适感和人生意义。人们不仅可以通过社交联系的方式，也可以通过饮食、睡眠和运动的方式来改变其实现路径。我们可以将这些动态变化、不断丰富的部分整合成一个更大的整体，一个既坚实又灵活、既有效又遵从直觉的连贯的生活系统。

保持联系吧

你有没有停下来想过"保持联系吧"这句话？我们一直都这么说，但很少有实质性的联系。这句话通常是人与人之间从此不再见面才会说的话。你会对一个即将搬家的好朋友或者对一个你刚认识的新朋友说"保持联系吧"，意思通常是"咱们通过电话或邮件联络吧"。如今，这种表达方式还包括在社交媒体上加关注或加好友。

二十五六岁到三十五六岁那十年我一直过着夏季模式的生活，那时我和很多人保持着联系。我享受着所有春夏式的友谊，通过短信和社交媒体了解"朋友们"的生活动态。后来我开始读布琳·布朗（Brené Brown）的书。布朗是研究勇气、本真和脆弱等问题的权威专家，她说："承认自己的软弱可能很困难，但绝没有花一辈子来逃避它来得困难……只有勇于在黑暗中探索，才能发现光明的无限力量。"[20] 尽管我朋友很多，熟人也不少，我却慢慢意识到没有人真正了解我，因为长久以来我一直在逃避让自己不堪的阴暗面。那时我与父母的关系不算多亲密，生活中有不少朋友，有些朋友非常棒非常出色。但就像本章开头提到的迈克一样，当时的我一直颇费心机地书写自己的故事，只保留了想要示人的部分，而那些羞于示人的狼狈之事则一概不提。

逐渐认识到这一点之后，我冒险做了一些小尝试，并通过回归个人及社会的节律性逐渐脱去某种自我保护的情感盔甲，开始了秋季式的收缩和升华过程，并甄别哪些友谊是自己想维持的，哪些是可以慢慢放手的。然后去拜访了那些最重要的人，或者让他们来看望我。在信任的人面前，我开始袒露自己鲜为人知的一面。

三十五六岁的时候我考虑过换工作，并且对几个意气相投的朋友袒露过自己对失败的恐惧。一开始挺可怕的，因为与所有决定展现自己脆弱的一面和更深层自我的人一样，我很害怕遭到抛弃和拒绝。这些谈话最初也让人尴尬和拘谨——就像很久没去健身房，突然有一天又去了那种感觉。你心想"这对我应该有好处"，但环顾四周，却在所有健身器材面前胆怯了，而经常去健身房的人表现出来的放松则进一步凸显了你的不安。

　　尽管如此，我还是战胜了这些不适，决定在几段有意义的关系上更投入。我的举动让一些人觉得不自在，当我透露个人情况时，有人问我："你为什么要告诉我这些？"他们并非有意刁难我，只是和我一样不怎么袒露自己的脆弱，而我的努力在他们看来是有意挑战、令人不安的。

　　我的生活中，多的是春夏型社交联系，而今我已年届不惑，却仍旧在学习该如何优先满足和珍视那些最亲密的关系，这个过程会一直持续下去。有时这种情况体现在：我下定决心拒绝参加另一个重要的社交活动，并和他们说"不，谢谢"；然后选择再次邀请最近结识的一群朋友围坐在壁炉旁，继续聊上次没聊完的话题。有时这种情况则体现在我决定不在隆冬时节参加会议，而是与所爱之人待在家里。我越是反省自己，就越能进入自己所期望的秋季模式，就越有信心往稳固家庭、建立亲密关系和培养根基意识的方向迈进，感觉也就越好。这是我有生以来第一次感觉到自己的状态就该是这样。

　　也许我的经历或者迈克的经历能让你产生共鸣。不管有没有产生共鸣，社交上与季节变化保持同步最好的方法就是开始注意自己的行为。花点时间想想：你是否觉得自己是某个群体的一员？与了解

　　　　　　　　　　　　　　　　　　跟着节律生活

你内心最深处的秘密、恐惧、梦想的人在一起时，你是否感受到对这个亲密小圈子强烈而又深刻的归属感呢？如果没有，是因为你还没有向别人透露过这些个人的细节，还是因为你本人对这些也不够了解？

要了解自己，就必须了解自己的过去。换句话说，在内省之前，我建议先回顾过去——审视自己的童年经历和过去的几段恋情。你注意到什么倾向了吗？你和别人交流时的优势是什么？你会在哪里偏离轨道？如果你正备受焦虑、抑郁、强迫症或者任何影响心理健康的类似问题的困扰，而你还没有寻求帮助，那么现在就去求助！找个心理治疗师看看。行动起来，让自己健康起来，快乐起来。请善待自己。外面的世界纷纷扰扰令人浮躁，不了解自己很正常。长期以来，我们一直生活在夏季社交模式中，忽视自我认知以及与他人建立亲密关系也是正常的。几乎所有人都从这里开始偏离轨道，而从这里开始重回正轨会惠及所有人。

无论是开始冥想、写日记、寻求心理咨询，还是展露自己脆弱的一面、开始与一群亲密的人（或锚点联系人，见第六章）分享内心更隐蔽的内容，你都必定会放慢脚步，做的事也会少一些。或者用我的季节性模型来说，你会摆脱夏季行为模式，进入秋冬模式。不管实际的季节是什么，跳出夏季和放慢脚步是你获得自我认知而后与他人建立有意义的联系并优先考虑这些联系的唯一途径。所以，如果你准备好了，那就重新投入最亲密的人际关系中，少出席一些大型的社交活动，更多地关注自身。

但你也不需要永远保持冬季模式，适应季节性变化和节律至关重要。你需要保持平衡、维持多样性、变换视角，而不同季节会提供这些元素。本书第七章和第八章将详细讨论如何实现这种平衡。但首先要注意一个小陷阱，下一章内容会就此进行探讨。

人类生活和物质世界中有诸多悖论，其中之一便是：波动本身必须植根于一个锚定点，一个永恒的地方。尽管人们的饮食、运动和社交模式要随季节波动变化，但是人类生活的核心支柱（与饮食、运动、睡眠和社交也有关系）仍然存在，而且是我们一生都不能更改的。这些基本的食物、睡眠习惯、每天的运动模式以及人际关系令人身心受益，有所依靠，是人们的灯塔和安全港湾，让人们在生活的动荡和混乱中脚踏实地、安稳自在，也使人们适应自身迫切需要的季节性变化，从而让人生更充实圆满。

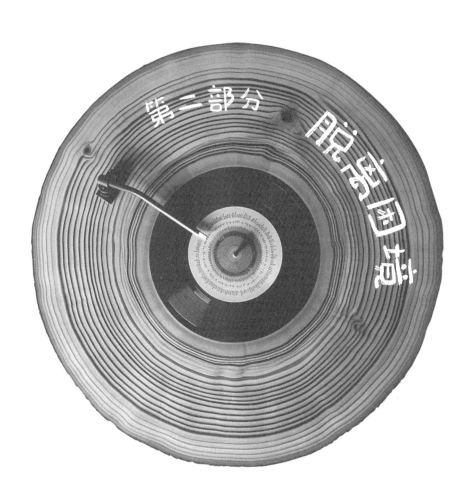

第二部分　脱离困境

第六章

锚定点

2012 年，在哈佛大学举行的"人类祖先健康研讨会"上，我首次向为数不多的观众展示了我的季节性健康模型。我在一张约 1.5 平方米的海报上画了一个大钟面，在上面标注了四季，这个大钟面包括三个同心圆，分别代表睡眠、饮食和运动（当时我还没有意识到社交联系也是同心圆之一）。这张复杂的海报一定让人有点望而生畏。

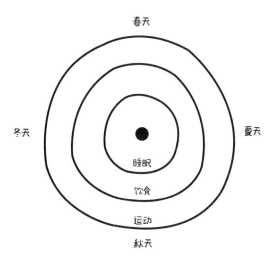

我对前来参会的人们解释说，睡眠、饮食和运动是人类生活的三大支柱，同时也是我模型中的核心生活方式变量，这三大支柱在一年之中应当适度波动，夏季达到最高点，冬季达到最低点。我认为，夏季日出早、日落晚，睡眠时间应该短一些，而冬季黑夜漫漫，睡眠时间应该长一些。我认为，人们的饮食应该从夏季碳水化合物含量较高、脂肪含量较低的食物（夏季水果、蔬菜和蜂蜜方便易得）过渡到冬季的碳水化合物含量较低、脂肪含量较高的食物（冬季富含脂肪的动物产品更充足）。我提到，夏季白天更明亮、更暖和，为徒步旅行、健步走等用时较长、强度较低的活动提供了机会。相比之下，冬季白天较短，适合进行用时较短、强度较高的剧烈活动。

我向他们描述了人类社会从前是如何抵抗较为寒冷的月份中那些不那么让人愉悦的季节性波动的，因为我们已经困在固有的夏季模式中太久了。为了更好地表达自己的想法，我在展示中加入了互动环节，移动着海报上的各种指针来展示我在本书中讨论的生活方式与季节不相匹配的常见情况，例如，做夏季运动（长时间有氧运动）的同时，吃冬季食物（低碳水化合物）且持续采用夏季睡眠模式（晚睡早起），根本不管身处哪个季节。

当时我没有意识到，我提出的季节性模型忽略了某个关键内容：一个锚定点。根据我在本书中强调的节律、季节和周期等因素，你可以轻松地得出结论：在理想的状况下，人类始终处于永恒的变化和流动之中。但现在我有了不同看法。我在前面几章中描述的所有季节性波动和生活方式的变化都是至关重要的，支撑它们的锚定点（常量）同样也至关重要。波动本身取决于固定性。毕竟，钟摆基于一个锚定点才能左右摆动，这个锚定点使其能够规律地摆动。跷跷

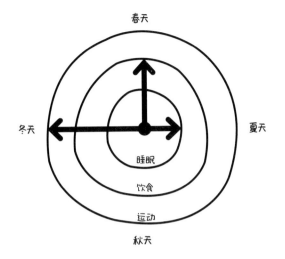

板基于一个固定的中心轴上下移动，车轮绕着中心的轴承旋转。在航行时，我们会从一个固定的地理位置或是地图上的某个点开始，然后绘制出相对于那个位置的路线图。

同样的原则也适用于季节变化。我们必须在生活的变化无常中保持稳定，保证全年都能摄入膳食蛋白质，保证所处的环境夜间漆黑一片、白天日照充足，保证经常进行步行、举重和搬运这类功能性运动，还要维系一些关系亲密的小圈子。这些饮食、睡眠、运动和社交需求不会随着季节更迭发生变化，考虑到这些因素，我的季节性模型就不那么让人一头雾水、望而生畏了。与其试图在一种可能已经让人感觉混乱不堪、应接不暇的生活中处理多个变量，不如集中精力，在一系列一成不变的固定实践中锚定自己。波动很重要，但我现在意识到这些锚定点——这些常量——才是我季节性模型的重中之重。在关注波动之前，你需要先搞清楚这些锚定点是什么。

回归仪式感

2016 年，我的朋友芭亚·沃斯（Baya Voce）在盐湖城做了题为《孤独的简单疗法》的演讲，听了她的演讲后，我第一次意识到锚定某种特定生活方式有多重要。[1]芭亚是人际关系方面的专家，担任派对娱乐服务公司 Secret Experiences 的首席战略官，这家公司专为各种组织设计有意义的、持久的体验活动。人际关系也渗透到她的生活和人生目标中。因此她在 20 岁出头就参加过一个电视真人秀节目，后来我们俩几乎每周都要见一次，当面探讨人际关系话题。

在这个数字化不断增强、人际关系不断疏离的世界，人们备受日益蔓延的孤独感困扰。为了克服这一问题，芭亚提出了仪式的概念，她所说的仪式不是宗教或精神上的某种典礼，而是一种让我们产生社交锚定感的活动。"仪式之所以具有强大的影响力，是因为它是不断重复的有目的的行动。"芭亚如是说。当目的性与重复性两相结合时，仪式就会变得像习惯一样根深蒂固。

多年前，芭亚和她的朋友们决定在每周某个工作日里营造一种仪式感。例如，每周一晚上，她们都会穿上紧身裤，聚在某个人家里，倒上一杯桃红葡萄酒，然后挤在沙发上聊天。把沙发当作我们祖先曾经围坐的壁炉。在很多个周一，女人们兴冲冲地来到这里，开心地分享有关她们事业、家庭和人际关系的消息。还有些时候，她们会沮丧，有时甚至心灰意冷，向他人细述流产和离婚的痛苦。然而，即便这个仪式悲喜参半，它仍然是一块试金石，让每个参与者都有一个锚定点，确保他们无论是与圈内朋友相交，还是与外人相交，都不会迷失方向。

芭亚和她的朋友们是在遭遇了一次极端危机之后才意识到这种仪式的全部意义和力量。那是 2016 年，她们一起在法国度假。第一次来巴黎，芭亚就被这座城市标志性的百叶窗、窗台以及面包店散发的香甜气味深深吸引了。她很欣赏法国仪式化的进餐过程，用餐过程中，人们丢开电子设备，花几个小时享受一餐，并与亲密朋友和家人畅谈。但当芭亚和朋友们到达法国东南部的尼斯市时，那种充满新鲜感和幸福感的热情之火突然熄灭了。那天是法国国庆节，在一次可怕的恐怖袭击中，一名男子驾驶卡车冲进拥挤的街道，造成84 人死亡。在恐惧、焦虑、悲痛和失去同胞的情绪中，城市中的居民本应返回家中，在私密的环境里寻求安全和慰藉，这才合情合理。但在悲剧发生后不到 12 小时，尼斯各家店铺和餐馆就店门大开，欢迎客人入内一边聚会聊天，一边享用充满仪式感的珍贵法式大餐。

此次所见所闻令芭亚及其朋友们大受启发，重新转向那个曾经对她们大有裨益的锚定点。那个夏夜，在离家几千英里外的地方，她们回到公寓，穿上舒适的衣服，倒了些桃红葡萄酒，然后一起窝在沙发上。回想起这个仪式，芭亚在演讲中说道："所以今天我给各位的建议很简单，不要做新的事情，找一些你已经在和朋友、家人、其他和你关系密切的人或者你圈子里的人正在做的事情，然后反反复复地做、用心做。在美好时光中要做，在单调枯燥时也要做。这样，当不可避免的情绪风暴袭来时，你还有仪式可做归处，这也是你独有的联系锚定点。"

听了芭亚的演讲，我问了自己一个问题，这个问题本书第五章曾探讨过：作为一个高级物种，人类是如何为无法控制的孤独感所困的？这种基本而又重要的联系可以溯源至人类祖先，而今居住在

"蓝色地带"那些幸福感高于平均水平的长寿之人也仍保持着这些联系，为什么我们却缺少这种联系？在同抑郁情绪、缺少有意义的人际关系这两种问题做斗争时，我的思绪转向了心理学和依恋理论，我发现这样做很有帮助。依恋理论在心理治疗领域流行了几十年，该理论认为能给人带来安全感的联系，即"锚定联系"，对人类的社会心理健康至关重要。

幼年时期，我们通常从父母那里寻求这些深刻的锚定联系。如果童年时体会过父母所给的安全感，成长过程中就会觉得人身安全和情感安全更有保障；反之，有时我们就会形成不安全的依恋模式——逃避他人或过于依恋他人。[2] 不管形成哪种依恋模式，人们对这种稳固的社会基础的渴望——无论小时候是否拥有过这种联系——都是根深蒂固的，而且会一直持续到成年。作为成年人，要想让自己身心健康，就必须接纳这些欲望，并且将自己与亲密的家人、恋人、父母、孩子或朋友联系（或者用我的说法，即锚定）在一起。只有他们才能为我们提供一个始终如一的、安全的根基，让我们在这个充满不确定性的世界扬帆远航。

虽然不能确定人类祖先之间的依恋关系是如何发挥作用的，但我们可以推断他们相互之间是联系紧密的，这种密切联系和凝聚力使他们具备了神经学和心理学优势。比如，如果远古时期的婴儿没有从看护者那里得到足量的催产素（能够让孩子在婴幼儿时期和他人建立深厚联系），他们茁壮成长的可能性就不大。[3] 对于整个人类来说也是同样的道理。一个狩猎技巧高超的强壮男人，一个特别细心的女性采集者，一个拥有超强直觉的人：对于这些各有所长的人来说，原始社会都有他们的一席之地，可以让他们从事与获得食物相关的工作，如果有人具备洞察人生的天赋，便有可能担任巫师或宗教引路人（即站在物质世界和精神世界的十字路口，可以获得无形法力的人）。这种从群体内部保存下来的多样性特征，让我们的祖先在困难时期更好地动员配合，也更容易存活。因为部落成员紧密地联系在一起，又因为他们彼此之间的依恋关系坚不可摧，所以这个群体凭借更加多样化的技能和本领，获得了更多生存机会。

同样的原则也适用于现代社会。现代社会中，资源、才华、体力和智力等并非人人均而有之。作为社会性动物，我们既没有独自行动的能力，也没有独自行动的心气。亲朋好友组成的核心群体就是我们应对生活不确定性和挑战性的屏障和底气。锚定联系的特征之一，便是这种联系是根深蒂固的、可预测的、可靠的——也许不完美，但很稳定。本书第五章详细介绍了我的朋友凯蒂·鲍曼所作的生物力学研究，正如她所观察到的那样，世界各地的许多人，尤其是我在犹他州居住的地方——都会储备食物、水、武器和黄金，以防世界末日来临。但凯蒂私下交流时说，她本人没有那样做。相反，她描述了一种不同的策略：精心挑选一小群人，在困难时期形成一张扛得住、有韧性的安全网。

凯蒂的策略似乎与芭亚的想法不谋而合，她们两位都把人视为最有价值的资源。这样想是对的。你的银行账户里可能有数百万美元，但当你收到一纸癌症诊断书时会发生什么呢？当你情绪紧张、孤独或焦虑不安时会发生什么？无论金钱、权力或影响力都无法缓解这些让人心痛的感觉。只有那些在心理上和情感上与我们接近的人，那些我们能够向其敞开心扉、诉说衷肠的人的情感支持，才能对我们有所帮助。为了让自己能应对生活中的种种不确定，我们必须改善睡眠、饮食、运动和社交锚定点，这些锚定点会让我们在暴风雨肆虐时有所依靠。

安全与稳定

你可能还在想，达拉斯，你这整本书中都在说想要过上一种更原始自然、更符合节律的生活，但本章又说必须以固定的锚定点为起点，此话怎讲？

这些锚定点总是在启发我的思维，甚至在我没有意识到这一点时也在这样做。回想一下，30天全食计划是为我们的食物选择和一日三餐而打造的一个锚定框架。该计划要求参与者创建一个饮食锚定点——一种不含加工食品、豆类、谷物、乳制品、添加糖和其他已知会导致身体出现炎症的食物的基础饮食。一旦这个饮食参照点确立下来，人们就可以打造一个更加广泛、更加个性化的饮食框架，这个框架有望包含一些波动，比如饮食随季节而变。

大多数人在生活中已经有了非常确定的锚定点，也就是我们熟知的习惯性行为。有可能不管你准不准备起床，闹钟都会在每个工作日的同一时间响起。你可能已经打开自己最喜欢的麦片开始新的一天。当你吃麦片时，可能会用同一台设备登录同一个社交媒体账户。你每天早晨的通勤或锻炼可能会沿着每天都走的同一条路线展开。

然而，我们会经常锚定在错误的事情上，因此会导致错误的波动（或者根本就不波动）。人们习惯于熬到深夜，清晨再被闹钟叫醒，偶尔会早睡和自然醒，全年都吃高度加工、以精制碳水化合物为主的食物，当身体开始向我们发出警告信号时，我们才会偶尔吃吃营

　　　　　　　　　　　　　　跟着节律生活

养丰富、含有优质蛋白的饮食。我们坚持习惯性的有氧运动，时不时也会到健身房或是车库进行力量训练。我们为了肤浅的社交媒体联系和所谓的"社区"坚持花费无数个小时进行影像和内容创作，偶尔才与现实生活中的朋友、爱人以及社区成员进行互动。

我们已经构建并接受了这些饮食环境、运动环境和社交环境，环境给予我们短期的多巴胺回报，从而有力地强化了这些环境。诚然，你累了，睡个好觉就是当下要做的事。但是，社交媒体或电视连续剧的诱惑力远比想要睡个好觉的意愿更强大。如果你开通了一个照片墙账户，为的是推广用本地种植的时令食材制作的有营养的有机食品，但你在发布纸杯蛋糕和无谷物饼干的照片及食谱时得到的点赞量却是原来的三倍，接下来你会怎么做便可想而知了。

那不是你的错，因为是各种强大的外力将我们置于眼下的境地。大批经过专业训练的心理学家、社会学家和行为分析师精心设计了各种社交媒体平台，以便利用人们的不安全感，且尽可能长时间地吸引大家的注意力。整个现代"注意力经济"都以"榨取"人们的日常时间为基础，这样企业才能从中获得经济利益。视觉设计、颜色、时间延迟和通知提示音都会加剧我们对错过消息的恐惧，以及我们不想被社会准则抛弃或排斥的强烈愿望。社交媒体利用了人类生而有之的本能——将自己与他人进行比较，然后迅速颠覆这种本能行为。社交媒体鼓励我们最大限度地扬长避短，而不是将自己与身边人进行比较，因为人们与身边的人亲密无间，没有什么隐私，也不怎么觉得孤独。然后一边吃东西一边刷社交媒体，此时会拿自己所有的缺点、怪癖和梦想，与他人精心策划和失真的自我表现做比较。可这两者根本不具可比性。

即便越来越意识到这种互动是有害而虚伪的，但限制（更不用说拒绝了）这种快餐式联系对我们来说还是很让人心慌的，这与本书中描述的从夏到秋的痛苦过渡如出一辙。要改变你当前和需求不匹配的锚定点并沿着一个新的、季节性的、周期性的路径发展很困难。在概述我的框架的关键锚定点之前，我们必须先承认自己在进行此类改变时面临许多约束和限制。你可能是个倒班工人（或是个夜猫子）；你每天的通勤路程可能很长；你可能一个人住，现实世界中没有多少亲密的、可来往的人；你可能会用有限的预算援助一群饥饿的青少年。在种种方面，当前的生活可能会让你采取不健康的做法，但这些做法如此熟悉，已经渗透到日常生活中了。改掉这些习惯，转而追求不同的新事物和更健康的生活方式，似乎让人望而却步。

有生以来的大多数时间里，我都在为依恋理论所称的不安全依恋行为而挣扎。因为小时候没有形成亲密的依恋关系，所以我对成人关系中的亲密和脆弱感到不安。每当家人、朋友和爱人问及我的情绪时，我都会有意疏远他们，封闭自己。但在发掘了季节模型并理解了亲密关系的深层价值之后，我意识到自己正选择一种与世隔绝、孤独寂寞的处世状态，而这最终会让我自感挫败，是不健康的。就这一点来看，我必须让自己的模型更具实用性，而不只是纸上谈兵。写下关于密切的、亲密的固定关系的重要性是一回事，而踏上真正亲密关系的旅程则是另一回事。当我终于鼓起勇气不惧与人相处时，当我敢于暴露自身更脆弱的一面时，其实也经历了深刻的自我改变。本书的写作初衷，便包含为各位读者提供一个改善生活的智慧框架，这个框架可能就是你们迈出第一步的催化剂。

既然打破不健康的依恋关系通常意味着违背普遍的社会和文化规

范，那么就请本着试验精神和创造精神来割裂这种关系吧。想想我接下来描述的四个健康领域的主要锚定点，并接受那些你认为可以直接融入自己生活的点。当你能很好地将那些点融入生活时，再从那里着手构建框架。如果你有能力进行大幅度改变，比如说，在一个月运周期内进行试验，那就太棒了。然而，你所处的环境可能只允许你在一个季节中做出渐进的改变，那也很好。我们的目标不是全面塑造一种可能转瞬即逝的完美状态，而是为了在一个又一个季节做出持久且可持续的改变。这可能意味着你要慢慢来。

睡眠的锚定点

我们的"睡眠—醒来"周期是昼夜节律的核心，理论上应该与不同季节的昼夜周期同步。一年之中昼夜长短的变化会使人们的"睡眠—醒来"周期产生波动。这意味着，如果居住地离赤道越远，全年的睡眠模式波动就越大。我完全可以想象出，如果我说"将你的睡眠波动锚定在日出和日落的实际时间，夏天早上5点（或更早）起床，冬天9点或10点以后起床"，大多数读者会做何反应。

从健康的角度来看，这个指导方针几乎没什么错。但是，当然了，现代世界并不是这样运作的，人们退出当下社会异步规范的选择空间是存在实际限制的。但是，有种实用方法可以改善睡眠，即围绕睡眠环境（床和卧室构成的内室）和影响睡眠质量及睡眠时长的仪式和习惯，创建一些锚定点。

想想你的睡眠环境，从卧室开始，然后向外移动。很可能你们中的许多人都用灯把自己卧室照得亮亮的，像拉斯维加斯大道一样亮。你有电话、笔记本电脑和平板电脑，也许情况还要糟糕，电视机的大屏幕十有八九是在主灯关闭的情况下照射到你家里最小的地方。在弱光环境下，你的瞳孔会张开，从这些带屏幕的设备中吸收大量高强度的蓝光。这会导致光诱导的褪黑素抑制，随后还会扰乱你的睡眠质量和时长。

因此，我们必须让卧室处于黑暗状态。为了切实做到这一点，我们的卧室必须处于模拟自然状态，要杜绝电子设备。是的，我之前听过这样的说法——你无法让卧室处于模拟自然状态，因为你需要把手机当作闹钟。如果你真的需要闹钟，买一个廉价的模拟旅行设备好了。如果你无论如何也做不到这一点，那就创建自己的闹钟配置文件，把手机设成飞行模式，然后把它放在床下或房间的另一边。在上床睡觉前做完上述所有事情，这样你的卧室就可以保持黑暗。

也许你需要把手机放在房间里，因为你处于待命状态，或者孩子们晚上出去了，你已经告诉他们万一有什么紧急情况就给你打电话。这很合理。授意这些联系人给你打电话，而不是发短信。将整个手机调成黑暗或夜间模式，将屏幕调至可接受的最暗程度，关闭所有应用程序的通知功能。简而言之，就是把你那部智能又聪明的迷你小电脑、那部神奇的机器，变成一只既无光又无声的手机。或者，安一部便宜的固定电话，把那个号码告诉亲近的人，但他们得答应只能在紧急情况下拨打电话。

如果不需要把手机放在房间里，就把它拿走，比手机大的其他电子产品也一样。你的卧室里不需要电脑或电视。如果你喜欢在睡觉前看一会电视放松一下，没问题，但要去另一个房间看。如果你的另一半想在床上看电视，又不想把电视从卧室搬走，那么就得给他点颜色瞧瞧了——也许你们两人都需要自己的独立卧室。

回想一下，高质量的修复性睡眠是以夜间的黑暗和白天明亮的自然光照射为基础的。不管你在一天中的什么时候醒来，也不管你处在哪个季节，健康的"睡眠—醒来"周期都要求你尽可能长时间地、频繁地让自己的双眼暴露于室外明亮的自然光中。从你醒来的那一刻起，就要寻找机会增加自己沐浴在明亮自然光中的时长。尽早打开家里的百叶窗，戴上太阳镜的时间越晚越好。在进入室内之前，你要尽可能多地增加自己待在室外的时间（比如从停好车到进入办公大楼这段时间）。休息的时候，尽可能靠近光线明亮的窗户，或者干脆出去走走。我和一位健身达人讨论了这个想法，她现在尽可能多地在户外进行晨练，甚至会不辞劳苦地扛着她需要的设备徒步走到停车场。据她说，这样做改善了她的睡眠质量，提高了伤痛痊愈速度，工作表现和工作质量也有所提升。

测光仪应用程序也可以派上用场。大多数智能手机都有一个自带的测光仪，控制着从屏幕亮度到相机设置等各种操作。下载一个应用程序，就可以使用这一功能，量化自己接收到的光，这样就可以增加或减少自身接触的照度。我个人使用的是一款名为"勒克斯测光仪"（Lux Light Meter）的应用程序。培养关注不同环境的亮度的意识，确实有助于改变自身行为。

即使我已经做过相关研究，对各种环境的照度也有一定认识，却总会惊异于室内和室外环境的大不同。如果白天你办公室的照度是500勒克斯，但室外是5万勒克斯，那么室外的照度是室内的100倍。相反，晚上若室外的照度低于5勒克斯，而起居室的照度为500勒克斯，那室内的照度就是室外的100倍。你的最终目标应该是减少不同环境之间的照度差异，尽可能锚定自己接受的光照强度。在一个理想的世界，清晨的亮光会把你从睡梦中唤醒，而傍晚的日落会开启你的睡梦模式。在这个不完美的世界，一点科技手段也能帮助我们锚定作息时间。

我对改善"睡眠—醒来"周期和昼夜节律的最后一个建议是，锚定自己每一天的睡眠时间和起床时间。大多数人都知道跨时区旅行会引起时差反应，但他们往往没有意识到，将自己的"睡眠—醒来"时间（通常是几个小时）从前一天改到第二天，会引发类似的时差反应（通常称为社交时差）。如果你曾经经历过时差反应，就会知道即使想办法补足了睡眠，也会经常感到疲惫不堪、昏昏欲睡、没精打采，这突显了昼夜节律紊乱（与睡眠时长无关）对人们精力和健康的影响。

试着养成和保持几个习惯——设好早晨起床的时间（最好是一个能让你自然醒而不是被闹钟闹起来的时间），晚上爬上床之前要放松身心。对于那些根据工作时间表改变起床和入睡时间的人来说，这样的习惯更加重要，因为这些辅助性授时因子可以帮你重新调整自己的身体状态，形成新的"睡眠—醒来"周期。这反过来又有助于改善我们日常节律中不太理想的情况。

饮食的锚定点

我在第三章中概述了食物和营养的关键锚定点和波动，其基本原则我在关于"个人饮食方式"的电梯演讲中已有说明。为了唤醒读者的记忆，这里再重温一次：

吃自然生长和最低限度加工的食品，如肉、蛋、蔬菜和水果。选择这些富含营养的天然食物，而非包装好的加工食品，因为加工食品往往缺乏营养，热量还很高。食物质量，包括食物产地（是否产自当地）、饲养或种植方式（人工的，有机的）以及食物对环境的整体影响，很重要。

力求营养均衡，这意味着你的饮食必须以未经加工的植物性食物为主，辅以适量的优质动物蛋白食物。这种植物和动物的平衡组合能为你提供身体所需的全部营养，包括所有的蛋白质、碳水化合物和脂肪。你的饮食方式——食物和营养的社会及文化层面，与你吃什么一样重要。

由这一饮食方式，我们可以推断出几个一年四季都存在的锚定点。我鼓励所有第一次踏上季节性旅程的人先关注饮食质量和饮食方式。选择高质量的全天然食物构成的餐食，代表着健康的营养旅程正式开启。我提倡一天吃三顿正餐，每餐的量大致相同。因为大多数人开启新一天的第一餐只吃很少或者不吃，而把一顿大餐留到晚上，这就背离了饮食的常见模式。每餐都应该利用我在第三章中详述的蛋白质杠杆效应，这是优质蛋白（优选动物蛋白）的来源，大致相当于你手掌的大小（根据个人身形大小所取的理想近似值）。

搭配这种锚定蛋白质的其他食物，你可根据时令食材的产出情况来选择。当季食材应当成为你选择食物的主要参考。长远来看，不管你的饮食中有哪些波动的部分，都要以全天然、（多数情况下）营养成分单一且未经加工的食物为主。这样做可以达成以下目标：每磅去脂体重（总体重减去总脂肪的重量）所对应的优质蛋白摄入量大约为一克，并将对你和你的家庭以及社区产生变革性的影响。这听起来非常简单，但影响却非常大。

运动的锚定点

在西方国家，大多数人会久坐不动，我对有规律的运动细节要求没有那么高。如果你的主要季节性失调包括昼夜节律紊乱、睡眠质量差和营养不良，我不会过分关注你的运动模式。但如果你能专注于加强自身运动，那就从抓住每个可以让自己顺便运动一下的机会开始吧，别怕麻烦，不要总想着省力。爬爬楼梯，多走走路，骑车上下班；别用机器磨咖啡，手动磨一杯。

如果在这些方面改变习惯太难了，那就试着有目的地锻炼。最好的锻炼和运动计划包括三个M：关节灵活性（Mobility）、肌肉力量感（Muscle）和线粒体动力源（Mitochondria）。线粒体是人体细胞的微观动力工厂，如果人要有效利用食物能量，线粒体就必须运转良好。我们需要一项可以带动关节充分活动的常规运动，最好是每天都进行，保持关节及其相关构造有力而灵活。我们应该做一些包括最基本的人体运动模式（下蹲、髋关节铰链、弓步、推、拉和搬运）在内的运动，这些运动产生的负荷是在安全范围内逐渐增加的。最后，我们应该结合运动来滋养人体细胞中产生和调节能量的主要组织——线粒体。[4]

从传统角度看，专家认为有氧运动或耐力型运动（提高和稳定心率的锻炼）最有利于改善线粒体功能。最近，研究人员和专业人士逐渐认识到，短时间的高强度训练（如间歇训练）也会带来类似的益处。力量训练还可以提高线粒体的密度和效率，同时增强关节灵活度。

如果要我推荐一种全年都可以做的结构化运动，我会建议你举重，不管是作为一项独立的活动，还是作为其他功能性力量运动（如健美操）的补充都可以。你会获得很好的效果，例如，通过锚定定期的瑜伽课程，增加CrossFit训练、开始力量训练或其他形式的基本体能训练，通过经常走路和做一般性运动来改善你的线粒体健康状况。瑜伽、普拉提或自重抗阻训练，这些在家里进行的活动，几乎为每个人（特别是刚开启运动计划的人）提供了足够的负重来增强力量。一句话：增强体力必须是持之以恒的长期坚持，而不是季节性变化的附加项目。

社交联系的锚定点

前文已经谈到芭亚·沃斯的演讲以及建立锚定点的重要性，这类锚定点是人们的安全港湾。人生始终起伏不定，我们在这些季节性波动以及延续一生的社会波动中，必须投资和培养能让自己获得最大归属感和社区意识的重要关系。

为了对某个地方保持一种归属感，我们还必须采取一些措施。人们常常把自己锚定的地点称为家，家是我们的居所，或是租住，或归我们所有，里面放着我们的家当。家是一个为我们遮风挡雨、有安全和保障的地方。若有不欢迎的人闯入家中，我们自然会受到侵害。家也可以上升到精神层面。我在加拿大出生，但成年后大多数时间都居住在美国。尽管犹他州（我目前居住的地方）风景宜人，我也到过美国不少州，去过不少国家，但如果你问我家在哪里，哪片土地最能让我在心灵上产生共鸣，我会告诉你，我真正的家乡是加拿大西部的不列颠哥伦比亚省。

不管人生的旅程将我们带到哪里，也不管走出"夏季"这个生命的扩张阶段耗费了我们多少年时间，一旦有了某种归属感——无论这个地方是安身之处还是安心之所——我们就会生活得很幸福。这个地方可能是一个实实在在的地址，一片故土，或其他某种锚定的空间，比如一件摆着你照片和绿植的家具。在当今这个自由职业和零工经济的时代，许多人的工作环境都不稳定，这让人们感到惶惑不安。人们可能在咖啡店工作，放弃自己开车，而使用优步等共享汽车应用软件。即便如此，我们依然可以找到在生活中享受锚定空间的办法。

在我常去的咖啡店里，有一个我最喜欢的位置，我总是坐在那里工作。如果到这家店时看到有人坐在我最喜欢的桌位，我会觉得自己被冒犯了一般。这是因为，在某种程度上说，我与这家咖啡店的这个角落建立的身体与心理联系，给了我一种归属感。你可能已经在自己的家里或工作场所划出一块类似的区域。或许你经常去家附近的公园散步，那里是你理清思绪的去处，也是你和家人露营的最佳地点。也许你的城镇、州乃至国家为身在海外的你提供了一个锚定点。所有情况都有可能。把你对这些地方或空间的感觉和联系以及你总是回到这里的原因深深印在自己的脑海里。

与人和地点的联系，最终让我们对自我以及自身的使命有了更加深入的了解、更深层的联系。而这种自我联系会反过来帮我们与人和地点建立更深层的联系。正如我最近与一位密友认为的那样，人们的核心锚定联系一定是自己和人生目标之间的联系。我这位朋友卖健康保险，她常常发觉自己与客户有情感上的连接（帮助他们获得足够的保险赔偿金或者提出索赔）。正如她向我描述的那样，这种情感倾向，再加上她丈夫的健康问题和她对成年女儿健康状况的担心，让她的生活压力倍增。当我鼓励她把自己的健康摆在第一位，然后再去关心丈夫、女儿和客户时，她对此感到很焦虑，担心自己会让身边这些人失望。

我们通过一套流程来引导她激发自己的种种价值，随后我们发现关爱他人是她的主要生活价值观，决定了她的目标感。她在意的是自己客户的权益能否覆盖最佳承保范围，以满足其健康需求，也在意客户的权益是否得到保障。她关心丈夫的健康，愿意竭尽所能防止其健康状况恶化。她关心自己的女儿，希望她们能免受她在许多客户身上看到的那些疾病的折磨。了解到这一点后，我告诉她，如果她过得不健康、不幸福，就会失去照顾别人的能力。这一招果然奏效——她仿佛顿悟了！

在我们交流之前，我朋友的目标感和自我联系完全取决于现实生活中她与别人的联系。这种倾向很普遍，在倾向于认为一个人要么是利他主义者、要么是利己主义者的现代西方国家，尤其如此。[5]为了证明自己在二元立场上站在正确的一方，且为人慷慨，据说人们会为了他人利益而牺牲自己，而且自身往往会付出巨大代价。我发现在利他主义和利己主义的二元对立中，无论处于哪个极端都是不健康的。为了创造健康的依恋关系，我们必须将宽容慷慨延伸至自身和深层的锚定联系上。当我的朋友意识到她对别人的所有关怀应该延伸到自己身上时，就建立起了一个更丰富的内心世界，也更能体会到自爱、自信、自尊、自我欣赏和自我关怀。这反过来又使她能够更好地活在当下，更能与其他人在情感上产生共鸣。关心他人、把他人放在第一位，是令人钦佩和高尚的，但我们也必须让自己获得同样的投资、宽容和同情。

设置锚定点

人、地点、目标、膳食蛋白质、功能性运动、雷打不动的睡眠习惯，这些都是贯穿我们人生旅程的重要锚定点。这些锚定点不可避免地交织在一起，人们着意将其构建成一张错综复杂的网。食物将我们和他人联系在一起，也能把我们和各种各样的地点连接在一起。食物可以激发人的生理能量、情感能量和精神能量，让人们获得目标感。膳食营养能减轻我们对压力的反应，让我们更容易接纳周围的人，并与之建立更密切的联系。睡眠不足会改变大脑的默认设置，让人们从亲社会变为反社会。精疲力竭、睡眠不足时，人们就会失去与人和地点的联系，进而失去目标感（或者一开始就缺乏寻找目标的情感带宽，这使我们感到困惑，通常还会觉得动力不足）。运动能力让我们能够自由和自信地行动，融入人群，带我们认识更多人、去更多地方。运动能力也让我们自由登上山峰，畅游湖泊大海，或是远行异国拜访朋友。也许最值得一提的是，培养重要的人际关系能让我们内心安稳，让我们更从容、更顺利地战胜生活的狂风暴雨。人这个锚定点为我们提供了稳定性，且通常能产生最大的催化作用，让我们感受到自己深深扎根于一个更大的群体，并愿意为之做出贡献。这些锚定点巧妙而又深刻地联系在一起，不着痕迹。

锚定点是人类保持节律性生活的基础，这一点虽然看似自相矛盾，但这就是自然界的运行方式。世间万物永远都处于变化起伏之中，暴风骤雨也好，大风大浪也好，都是动态的、波动的。然而，这种波动存在于一个明显可以预测到的框架内。一年365.25天，这一点几乎从未改变。每个农历月份的天数基本是稳定的，地心引力也是可以预测的。如果这一切听起来难度太大、太抽象，不用担心。只要你做了几件基础的要紧事，就能在不知不觉中形成更加健康的生活方式。

也许你已经在尝试季节性饮食了，也许还没有。不管怎样，你都可能还未以一种协调、同步或全面的方式形成节律性生活。没关系。我们所研究的锚定原则将为你提供一条基线，这条基线能为你的个人健康和幸福提供最大的投资收益。一旦生活无法驾驭，你压力重重，或是失业，或是生病，或是遭遇亲人意外离世，又或是家庭关系破裂，你就会抓住这些锚定点。设定锚定点是建立健康生活基础的第一步。但是，在我们能够随季节变化生活、牢牢锚定在个人生活方式的各种变量上之前，必须先弥补过长的夏季生活带来的损失。正如本书第七章中将讨论的那样，我们都需要一个漫长的恢复期，每个人都需要一个秋天作为过渡，需要一个冬天疗愈身心。

第七章

过渡期的秋季和疗愈身心的冬季

我 22 岁取得硕士学位之后，娶了大学时的恋人，开启了理疗师职业生涯，在美国过上了平凡人的生活。那时，我完全没有能力承受助学贷款债务的压力，也没有能力承担"成熟起来"的心理压力，但我发现运动后感觉会好很多，剧烈运动、经常运动更有效。在我二十几岁的时候，我尝试过竞技排球、跑步、爬山、做力量训练和奥运式举重，日子被各种运动塞得满满的。朋友们和陌生人都很欣赏我的体格和运动能力（于是我备受鼓舞，开始做更多训练），但是在这一切背后，我偶尔会隐隐感觉一切都不对劲儿。一旦无法锻炼（比如在养病或疗伤时），或者就开个会的工夫，我都会惴惴不安、战战兢兢、脾气暴躁。我还有肩伤缠身，积久不愈，却还是执拗地拒绝休息。锻炼成瘾，实在难戒。

年近 30 的我，逐渐"成熟"起来，慢慢意识到自己已经对锻炼产生了心理依赖，一直利用剧烈运动来应对自己并不十分满意的生活。当时我正通过剧烈运动进行自我治疗，以应对经济压力、婚姻中缺乏情感交流及滋养、缺乏抚慰人心的社交联系等诸多问题，还要疗愈长期以来疾病缠身以及父亲罹患胰腺癌最终辞世（这让我悲痛万分，也让我突然意识到自己的生命也是有限的）带来的伤痛。我还通过运动来消除因自我认同感以及生活中更宏观的方向感和目标感不明等带来的焦虑和不安。跟我混得熟的人行事方式和我很像，他们身上也没有什么更健康的习惯能凸显出我的行为有什么异常，这也难怪。

现在我知道跟我情况相似的人不在少数。许多人都在设法从现代环境的重重压力和长期的夏季生活方式中解脱出来。现代人疯狂工作、嗜酒成性、暴饮暴食、放纵情欲、吸食消遣性毒品、购物成瘾，就连运动也过于剧烈。在剧烈运动或长时间运动的情况下，生理压力和代谢压力会触发激素反应（肾上腺素和皮质醇），促使令人愉悦的内啡肽释放。对于从事狩猎采集的人类祖先而言，这些内啡肽有助于增强他们对疼痛的生理耐受力，面对危险的掠食者和其他威胁时，能战能退。但是，在现代世界，人们却无意中用这些天然止痛药应对其他类型的疼痛和压力，例如孤独、社会排斥、经济压力、能力匮乏以及与家人、朋友和爱人之间缺乏深层联系等。这样做之所以有效，是因为当我们遭受社会排斥时，用以感知身体疼痛的脑回路同样会开启。也就是说，被排斥或分手会造成伤害，因此自制止痛药能便捷而有效地缓解这种痛苦。当然，问题在于，（长时间或剧烈的）过度运动纯粹是给已经超负荷的人体系统施加更大的压力。

眼看年届而立之年，我开始利用自己在解剖学、生理学和物理疗法方面的学术背景，真正审视长期压力和过度运动将对自己身体造成的影响。经过一番反思，我发现自己的行为有悖于生理和心理适应力，与高品质的生活也不搭界。我继续自省，逐渐将自身行为和价值观转移到生活的其他方面。2009 年左右，我开始建立这个季节性模型，同时也开始对自己的生活进行循序渐进但卓有成效的全面修正。我摆脱了长期的夏季状态，虽然没有按照本书的步骤一步一步来，但整个过程是差不多的。

为解决运动成瘾问题，我开始减少训练次数，并降低训练强度，延长两组训练之间的休息时间。我更加专注于力量训练和体能训练，做剧烈的体能调节训练不再那么拼命，或者将训练频率降下来，因此这使我长期没休息好的身体有了更多时间恢复元气。同时，我还采用原始人饮食法，开始注意到自己会随着季节更迭对食物本能地产生许多细微的新渴望，例如，夏日嗜甜的欲望更强烈（刚好此时新鲜水果供应充足），冬天则想吃丰盛的炖菜、肉汤、烤肉和根茎类蔬菜。我与社会脱节也越来越明显，例如，我在第一次婚姻中缺乏深情的亲密接触，也太羞于暴露自身的脆弱之处。于是我开始更多地关注个人成长和更深层关系的价值，在更紧密的锚定关系（如第六章所述）中不惧暴露自身脆弱的一面，让自己逐渐摆脱夏天式肤浅的亲密关系。

换句话说，我正努力跳出长期的夏季模式，迈向秋季。

无论你看这本书的时候处于什么状态——是处于压力成瘾的困境，还是暂时感觉还不错，但你能感觉到有些不对劲或认为自己感觉还可以更好，长期夏季生活可能已经让你感到过度刺激、筋疲力尽、深受打击并且有点茫然无依。长期处于夏季模式的现代文明，已经以这样或那样的方式致使人们昼夜节律失调、饮食失衡、运动模式异常，同时还缺乏真正有意义的社会联系和自我意识。这意味着，我们都需要长期休息和恢复，才能充分享受真正的季节性生活。在与一年四季和谐相处、协调一致之前，我们必须让乱糟糟的生活恢复正常，让身体得到治愈并重新平衡。为了抵消长期的夏季生活造成的伤害，我们必须开始一段持久而全面的康复期，我称之为秋季过渡期，然后进入冬季疗愈期。之所以称其为过渡期，是因为长期的夏季模式专注于扩张、消费、积累，这一切在秋季会发生方向性转变。

长期的夏季生活方式令人们疲乏倦怠，借用金融术语来说，就是所有人都透支了银行账户。我们透支了自己的情感能量、睡眠时间、身体健康以及心智带宽。为摆脱赤字，我们需要一段恢复期，在此期间增加自己的心理和生理"积蓄"。向秋季过渡并深入冬季那段时间是一项战略性康复策略，必须迈出这第一步，才能启动一项健康且可持续的"预算"，在这段时期，让生活中的收支基本达到平衡。这意味着，我们不能只做局部的、彼此割裂的改变。如果你的信用卡需要大量还款，要想迅速还清债务，就得停止自己在娱乐、度假或服装方面的过多消费。但是只有对自身的财务状况（理清自己在住房、食品、交通和其他方面的支出）进行全盘考虑，才能获得财务健康和长期偿债的能力。同样，若你依旧延续不稳定的睡眠模式，依靠社交媒体上的点赞数进行自我治疗，那仅靠改变饮食或锻炼计划，还是无法摆脱长期夏季模式的困境。

摆脱长期的夏季模式

到目前为止，大家已经熟悉了我的模型对秋天的定位——秋季是

（远离夏季的）具有挑战性和方向性的过渡期，是放慢速度、节省体能、一切从简、自我审视以及重建人际关系的好时机。各位也熟悉我的模型对冬季的定位，冬季是对这种恢复性秋季模式的延伸和强化，是一个内省、平静、食物富足且深度滋养的季节，一个让我们与重要的锚定联系更加亲近的季节。然而，到目前为止，我们一直认为秋冬两季只是普通季节而已，认为此时人们应该改变行为，走出艳阳高照的夏季，拥抱夜长昼短、日渐寒冷的秋冬季节。前文已经讨论过随着四季更替不断变化的四个健康要素，包括：夏季的睡眠、饮食、运动和社交，秋季的习惯，以及贯穿四季的诸多方面。但现在，我想扩大这些概念的范围，将它们发展为隐喻、象征甚至是包罗万象的主题，由此我们便可以在生活中的几个主要方面有条不紊地脱离长期夏季状态。

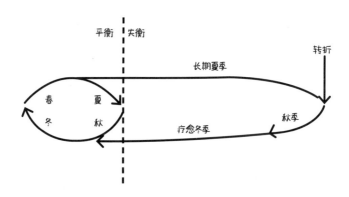

　　秋季过渡期和冬季疗愈期分别持续至少三个月（三个月正好为一个季节），且最好与秋冬季节的实际情况相吻合。最理想的情况是，你在春季发现这本书，从夏天开始坚定实施自己那些锚定行为，在真实的秋天中开启向秋季的转折过程，给自己三个月（左右）的时

间来完成这次转变，随后过渡到疗愈身心的冬天，养成那些更全面、意义更深远、更能恢复元气的习惯。

但如果你在3月或4月读到这本书，我建议你延长过渡期，并注意逐渐放慢速度。在逐渐减速并建立生活中各种生活方式锚定点的过程中，多给自己一点时间来了解长期的夏季状态。你当然可以一头扎进一个缩减版的秋季，但其实大可不必那样做。如果你恰巧在8月或9月（正是夏秋过渡的时期）拿起这本书，又觉得自己有立即进入过渡期的动力，那就做吧，但你要知道自己的态度和行为也许不匹配，且需要更长的时间才能充分感觉到秋天的减速过程。以一种开放而灵活的态度迎接这段过渡期吧，千万别着急。这种过渡没有时间限制或理想的时间范围，你有大把时间将这种周期性方法渗透到个人生活的方方面面。如果你不立即做出彻底的改变，也没关系。你的旅程你做主。

在气候温暖的季节开启转折过程不是不可能，但的确更难，因为在暑热难耐的夏季培养冬季的收缩心态实在有点反常。夏季白天较长，人们很难放松到冬季养精蓄锐的状态。而且我们得承认：没人会为了待在家、多睡会儿以及与自己及那些最亲近的人重建更亲密的关系，而不去参加夏日烧烤、烟花表演、徒步旅行和社交聚会。在夏季，人们扩张社交圈的各种欲望都是与生俱来的，人们想去做、去看、去感受、去学习，与其压制这些欲望，不如说服自己或家人培养稳定的锚定行为，多吃营养丰富的全天然食物，而不是在春夏两季遵循与它们不匹配的秋冬原则。还是那句话，慢慢来，没问题。一旦你的生活习惯在真实的秋冬季节恢复平衡，要延续到温暖的季节就容易多了。与其此时开始大范围缩小社交圈子，不如将缩小的社交圈和恢复身心的基本态度延续至春夏，这时继续与所处之地、自我及他人深入交流要简单得多。

这里有一个指导原则：尽快将象征性的秋冬两季的四个关键点全部与真实的秋冬季节协调起来。给自己至少 6 个月（大约两季）的过渡时间，并尽可能延长恢复时间。半年的过渡期是最短的，且鉴于大多数人都得从数年乃至数十年的生活习惯（所有文化规范、内心期盼、便利设施和习惯性乐事）中摆脱出来，我们可能需要更长时间才能做好生理和心理准备，回归到春季行为模式。到目前为止，正如你所见，向秋季的转折是最困难的，因为这一转折需要远离肾上腺素和多巴胺刺激的兴奋的夏季，这是一个方向性的重大改变。一旦顺利实现这一转变，然后由秋到冬这个过程就会越来越自然、符合直觉、疗愈身心、激发活力，因为你正在修复长期夏季模式造成的疲态。

前面几章中，我们以一种相对独立的方式对我的季节性模型的四个变量——睡眠、饮食、运动和社交——做了讨论。但是，只有同时对这些变量加以调整，我们的生活方式才能转变为秋季模式和冬季模式，过去十年间我一直是这样做的。阅读本章时，如果有些单独的建议你已经尝试过，或者觉得这些建议其实没那么重要，想要来个全盘否定，请你抑制住这种冲动！例如，你可能尝试过在晚上远离蓝光，或者尝试过原始人饮食法，或者尝试以更有意义的方式与配偶重新建立联系。你可能对古人的健康感兴趣，甚至可能已将本书的某些内容融入自己的生活。你可能参加过 30 天全食疗法计划，甚至在很长一段时间里面都像原始人一样生活，也许看到了身体成分、胰岛素敏感性、能量水平、情绪等方面的显著变化，各种炎症也减少了。尽管你可能已经单独尝试改变不同的生活方式变量，但还是没有进入全面的秋季过渡期和冬季疗愈期，并以一种集中且融合的方式解决睡眠、饮食、运动和社交问题。你并没有以一种同步的方式实现季节性治愈。而现在，时候到了。

正如我在本章所说，造成人们神经紧张、身体疲惫和内心孤独的原因众多，其中之一就是没有协调好前述不同变量。夏天已让我们负债累累，因此所有人都需要一段时间彻底翻盘才能使自己重回正轨。即便向天气更凉爽、节奏更慢的秋季转折，然后再到疗愈身心的冬季这个过程听起来并不熟悉，但至少也是舒心的吧？对，我就是这样想的。现代文明中的长期夏季模式具有破坏性，导致许多不平衡和疾病，秋季过渡期和冬季疗愈期便可提供解决方案。松开油门，让引擎的速度慢下来，温度降下来，消停一会儿吧。

进入（更甜的）梦乡

许多人往往对睡眠问题想太多，又是分析，又是计划，又是精心安排，而不是着重清除阻碍正常睡眠的种种障碍，让自己自然入睡。秋季睡眠模式恰恰做到了这一点，它为我们的身体创造了休息、恢复和调养的时间，这些都是每晚人体急需的。

每晚若要让身体进入睡眠状态，就要营造让其感到放松和安全的环境。睡前几小时内，避免精神刺激或情感刺激，避免观看或浏览令人紧张的电影、书籍和其他媒介。如果你读一部令人回味的小说或在网飞上看一部心理惊悚片，则会产生情绪唤醒反应甚至应激反应，这会使你更难以入睡。在入睡前几小时里，要避免那些令人沮丧懊恼或大动作的活动，例如，查看工作邮件或组装宜家家具。这些事情早上再去做也来得及。另外，睡前几小时内要避免剧烈运动。如果日程安排使得你必须在晚上锻炼，那么可以大幅降低强度，以免产生应激反应，导致进入恢复性深度睡眠所需的褪黑素分泌减少。若必须在晚上运动，那么养生瑜伽好于剧烈的动感单车课程。如果有人与你同床共枕，请避免在睡前进行激烈交谈，因为这些对话很可能引发压力，影响你的睡眠。睡前争吵可能会导致你无法进入理想的睡眠状态。

晚上不要摄入咖啡因、尼古丁和酒精。许多人靠喝酒来减压，在特别艰难特别紧张的日子里尤其如此。但酒精也有刺激作用，这就是为什么如果睡前喝了几杯酒，半夜常常会醒来或辗转反侧。[1] 为了进入最佳睡眠状态，睡前 3~4 小时别饮酒，这样你才有时间在同步到恢复性睡眠模式之前清除体内的酒精。同样，咖啡因比你想象的更具刺激性，对睡眠影响更大。如果你睡不好，且经常摄入咖啡因，至少得考虑该物质可能对你睡眠造成的影响。如果只在上午摄入咖啡因有困难，不妨试一下下面的做法：一周内不在下午喝含咖啡因的饮料，并观察自己的睡眠状况。你可能会认为咖啡因对自身睡眠没有任何影响，因为你可以喝一杯咖啡然后直接上床睡觉。但这只说明尽管有咖啡因的化学刺激，可你太累了，依然可以睡着。你可能会惊讶于这个简单的改变给自身睡眠带来的影响。

为了营造有利于恢复性睡眠的环境，就要尽量消除卧室中所有的光污染和噪声污染，这就意味着要避开电子屏幕（这一点本书第二章中曾做过讨论），如果在睡前两三个小时内必须使用电脑或手机工作，那至少要戴上防蓝光眼镜。多款电脑程序和应用软件都有助于滤除那些有问题的蓝光，例如护眼软件f.lux和夜览模式Night Shift。如果有光从窗户照射进来，请挂上遮光窗帘或拉上百叶窗把光线全部挡住，让你的房间像洞穴一样黑暗。如果你在旅途中或家中由于某种原因不能保持全黑的状态，那就戴上眼罩入睡。为了避免闹钟（"闹钟"的英文alarm又有"警报"的意思，本身就暗示有问题！）突然响起让你顿觉紧张，我会推荐一款光闹钟装置，这是一种可调光灯泡，早上可以将其设为逐渐照亮房间的模式，营造出类似于日出的环境，这有助于你醒来。在光中开始新的一天！也可以考虑在卧室里放喜马拉雅盐灯，这款产品能散发柔和而温暖的光芒。由于盐灯的色调与落日的暖色调相近，因此夜间特别有用，我发现我的盐灯有很好的镇静作用。为了减少噪声污染，请在房间内使用模拟白噪声的发声器，或下载一个白噪声应用程序（如果晚上把手机放在房间里，一定要记得调至飞行模式）。

让睡眠环境更简单，更令人放松。收拾一下你的卧室，让它看起来不那么杂乱；无论你喜不喜欢极简主义风格，不妨考虑将卧室装成那样试试。可以将床本身视为睡觉、做爱和亲密交谈的地方，而非吃饭、读书、玩手机或看电视的地方。尽管避免与伴侣进行紧张的谈话很关键，但（与伴侣或与自己的）亲密接触是使激素达到适宜水平的好方法，此时的激素有助于你放松身体，进入恢复性睡眠状态。将恒温器调节至理想的睡眠温度（大约18摄氏度），也可以在这个凉爽、昏暗、放松的环境中进行深呼吸练习或冥想。是不是光是读读这些做法说明，就让你昏昏入睡了呢？

想睡得更好有一种很有效的终极办法——打造夜间的仪式感。读读书，与孩子们或宠物依偎在一起，泡一个温水澡，里面放入泻盐

（硫酸镁）和舒缓身心的薰衣草精油等，或喝杯花草茶。在床边放一个记事本，如果在这些轻松的时刻心血来潮、灵感涌现或想起来接下来该干什么了，那就写下来。不需要把这些记在脑子里，这样大脑才能更彻底放松。

在阅读我的睡眠建议时，看看我提到的想法中有没有让你立即产生抵触心理的？回读前面的段落，简单写下自己最抵触的一两条建议——你认为那建议是无稽之谈或对此不屑一提，认为它毫无用处。我希望你从这些方面入手，开始过渡到秋季睡眠模式。从自己最抵触的方面入手，例如收起快节奏的小说或放弃午后3点的卡布奇诺咖啡。让我们产生最强烈抵触情绪的事物，往往会带给我们最大的益处。这个原则也适用于人类其他关键行为。留心你抵触的事物，而不是条件反射地摒弃它们，我强烈建议你接受这些事物。我曾经极其厌恶瑜伽，最近却发现这一运动是能带来很大益处的，但只有在真正投入这项令我不舒服又不自在的运动时，才会发现这一点。我觉得一旦将内心的抵触心理化作指引，做出对自己最具影响力的转变，你就会发现真正有益的东西。

做个秋季美食家

向秋季营养模式过渡，有可能是你在这个全面转折时期做出的最直接的生活方式改变了。因为无论是多年来一直坚持健康的饮食模式，还是才刚刚开始批判地看待自己的饮食，要采取的行动大体上都是一致的。选择秋季饮食就意味着你要有意识地克制对夏季饮食的欲望。秋季饮食中的营养恰到好处。秋季饮食均衡，是明智的选择，它能让你的身体随时都准备好开始随季节波动。

从最广义的层面讲，过渡到秋季饮食的过程包括食用本地出产的时令食物，主要选用自然饲养或自然喂养的肉类、海鲜或蛋类作为蛋白质来源。补充这些产品与大量富含有益脂肪的食物，如牛油果、坚果、种子和草饲黄油。广义上讲，我在《一切始于食物》一书中所描述的真正适宜的饮食很大程度上就是秋季饮食。你可以参考那本书，查阅30天全食计划的所有相关材料，或者就翻看本书第三章，让自己适应以秋季饮食为主的饮食模式与大致餐量。

如果你优先考虑以秋季饮食为主的健康、富含营养的食物，自然会少吃那些营养匮乏、引发炎症的食物。记住，这种生活方式的转变最终会成为你终生获取营养的基础，所以要专注于自己优先考虑的事情，而非首先排除的事物。参与30天全食计划杜绝所有添加糖、人造甜味剂、谷物、豆类、乳制品和酒精，这好极了，不可否认，这是一种有效而健康的饮食方式。但这也只是短期尝试，而不是最佳的长期饮食选择。你可以把秋季过渡期看作一个更温和、更漫长的过渡期，在此期间养成一种既灵活又可实现、各方面互相协调的健康生活方式。如果你已经完成了30天全食计划，并且发现其原理让自己干劲十足，那就太好了。从自身的食物敏感性、饱腹感信号和能量水平中汲取经验教训，将这些经验教训作为原则（而非严苛的规则）来推行。不要害怕"计划有变"，偶尔享受一下甜点或酒精饮料也无妨。偶尔偏离计划也未尝不可，因为秋季过渡期意味着你的人生旅程整体上出现了一次大的方向性转变，无须走钢丝一般绷紧神经，分毫不差。

假若你不想再习惯性地吃高碳水、高糖的夏季食品，可以考虑像我问我儿子那样问问你自己。在他四五岁的时候，我们就开始在餐桌上谈论他吃完饭后的感受。如果他要甜点，我会暗示他缓一缓，深呼吸几下，问问自己的身体是不是真的想吃甜点了。我通常会对他说："你看，这顿饭主要是营养丰富的肉类和蔬菜。吃完这些肉和菜，就很饱了，如果吃完后还想来点儿好吃的，没问题。但你现在真的吃得下吗？"

令我惊讶和高兴的是，（我这样一说）他通常就不要甜点了。和大多数人一样，小家伙儿喜欢甜点。"我本来想饭后吃甜点，"他会说，"但我发现已经饱了，真的吃不下别的东西了。"或者他会说"我觉得饱了，不想吃甜点了"或者"我不想再吃甜的了"。6岁的时候，他就对所吃的食物和饱腹感有了概念，还知道不断强化喜欢食物的自我意识。由此可见，不管是6岁还是66岁，如果我们都能这样问问自己，便都能建立起这样的意了。若能从完全蛋白质、有益脂肪和膳食纤维中获得足够的营养和满足感，我们对精制碳水化合物和糖的依赖就会降低。这并不是治疗你对糖的渴望的灵丹妙药（因为慢性压力也会加剧这种渴望），但它产生的冲击力可能会助你摆脱一种无意识的终身习惯：经常餐后吃甜点。

每顿饭后都这样问问自己，而不是只在吃完晚饭后问。你想吃冰激凌、甜甜圈和曲奇饼吗？问问自己："如果我现在有一盘油炸三文鱼和蒸花椰菜，我想吃吗？"如果这听起来很诱人，说明你还是很饿，应该多吃点有营养的食物；但是如果你不想吃营养餐，反而只想吃冰激凌，那么此时此刻你就是渴望甜点的。这一差异在由夏到秋的过渡中很重要。人们经常吃得饱饱的，尤其是晚上，然后在习惯和压力激素以及无处不在的高热量、低营养夏季食品的驱使下去吃份甜点。有时候这种习惯是由来已久的，可以追溯到孩提时代，那时父母会给我们高糖食物作为奖励。一旦习惯了夏天易得的糖，我们就会用含糖（或者至少是富含高碳水化合物的）食物来自我治疗或自我安慰，比如糖果、炸薯条、意大利面、面包、冰激凌和点心等。记住，精制碳水化合物会迅速转化为血糖，因此吃点心产生的愉悦感，不只是糖带来的，其中一部分是低营养的碳水化合物带来的。慢下来。由夏到秋的转折要求我们暂停、反思和考虑自己的身体真正需要什么。

在一天开始的时候，创造一些机会让自己建立更强烈的自我意识也是非常有效的。通常来讲，不管是出于习惯还是时间太赶，人们的早餐总是很对付。是时候改掉这个习惯了。每天早上吃完早餐，问问自己：我感觉怎么样？我觉得自己营养充足吗？我觉得现在有足够的能量出门开启新的一天、一直撑到午饭时间吗？如果你停下来反思一下这些问题，可能会发现你没有吃过一顿让自己心满意足的早餐。如果第一餐只有香蕉、松饼和咖啡，你可能会发现这是不够的（到了上午 11 点你就会发现这一点，此时你会感觉饥肠辘辘，神志不清）。重温我在第三章中提过的蛋白质杠杆假说，你不妨吃几个煎蛋或几根香肠（或者昨晚的剩菜！），撑到午饭时间，稳定血糖水平，保持头脑清醒。

过量摄入不必要的糖和精制碳水化合物是有问题的，问问自己上述问题，有助于我们控制这些成分的摄入量，也有助于解决完全蛋白质和有益脂肪摄入不足的问题。但是与过渡期的所有事情一样，秋季营养模式最重要的层面也是暂停、反思和总结。这不是老套的饮食试验——短期清肠的传统手段或"10 天练就平坦腹肌"的噱头。

相反，你正在打造一个完整的膳食基础，以满足自己余生的需求，从摒弃对自身不利的老习惯开始，同时还要为拥抱更加美好、更加光明的未来创造一种"新常态"。

秋季运动

睡眠方面的快速过渡相对容易。从今天开始，睡前服用甘氨酸镁补充剂，卧室里挂上遮光窗帘，你就会发现睡眠会有所好转。同样，采用秋季饮食方式一两个月后，你也会慢慢发现个人生活中的积极变化。而锻炼则不然，因为锻炼涉及人体承受的压力，所以要逐渐适应，慢慢来才好。锻炼时受伤可不是闹着玩儿的，你不觉得吗？

转入秋季前，运动方法需因人而异，而且很大程度上要看个人的体能水平。本书第四章和第六章中，都描述过功能性的、以力量为基础的运动（比如下蹲、硬拉、爬楼梯或者上陡坡、攀岩，把东西捡起来抱着、扛着或者拎在手里）的重要性。如果能让这些运动融入日常生活中，几个月下来你就可以形成深度个性化的锚定运动了。但如果你一直久坐不动，或者完全没有进行力量训练，那么在补充其他标志性的秋季运动之前，你必须先搞定这项锚定运动。在增加任何额外的体能调节训练之前，请你坚持至少一到两个月的锚定运动行为——（第六章中描述的）功能性力量训练。慢慢来，放轻松，时刻牢记运动和锻炼带来的生理压力应该是轻微的，逐渐就会适应的。随着时间的推移，运动和锻炼会使你身体更强壮，体力恢复更快。如果你因为实行了我推荐的运动计划而受伤，甚至被生活的种种压力击垮，我会觉得自己提供的指导是靠不住的、是帮了倒忙的。

一般来说，秋季过渡时期的运动是锚定运动的放大版。在过渡期间，做一些低强度高频率的运动，比如走路、爬楼梯、骑自行车（而不是开车）去杂货店等。为了培养秋季运动的精神，不妨开始逐渐模糊生活中身体活跃和完全静止的界限，在可能的情况下，有意识地主动多活动活动身体。例如，与其一动不动坐在治疗师的沙发上，不如问问你能不能边走边说，或者在参加某场电话会议时随意走动，而不是把自己钉在办公椅上。如果觉得自己准备好了，那就开始把高强度活动融入自己的日常生活。远离长时间的夏季活动，如徒步旅行、游泳、打高尔夫球以及园艺等，转向高强度的运动，如山地骑行、速度训练、间歇训练或（在河上或划船器上）划船。

夏季运动强度低、时间长，冬季运动强度大、时间短，一般来说，你在秋季过渡期间的运动应该处于冬夏两个极端的中间点。打15~60分钟的沙滩排球、网球或者篮球，或者为5公里或10公里长跑比赛进行训练，开始攀岩，学习巴西柔术，或者报名参加有氧运动课程。锻炼类型多样化也是秋季过渡期的核心。如果你的类型主要凸显了冬季特有的力量训练法，比如举重或健美，那么你已经练就了强健的结缔、肌肉和骨骼组织。现在是时候补充一些强度和持续时间适中的活动来增强心血管耐力了。另外，如果你一直在进行夏季长时间有氧运动，再进行一些力量训练，减少训练时间总长，增加强度。事实上，如果你是CrossFit、橙色理论（Orange Theory）或者Insanity等健身课程的忠实粉丝，或者在无数个下午虔诚地参加当地模仿军士"新兵训练营"的课程，你很可能会在这个过渡时期减少锻炼（就像我降低对训练的过度依赖、缓解自身心理压力所做的一样）。

切记，如果用剧烈运动养生法来麻痹自己的感情或自我治疗，我们就会失去平衡。人们通常会沉溺于剧烈的运动，比如狂奔、CrossFit健身训练和铁人三项，但不太喜欢太极、徒步旅行、在湖里自在地游泳以及温和的瑜伽。第一组运动会引起应激反应，第二组不会，这一点要注意。我建议你在过渡期间做的那些锻炼，其实适合每个季节，这种运动即使不做，也不会对你的心理状态产生负面影响。

刚开始与有运动强迫症的客户共同训练时，我们取消了其中的破坏性训练计划，于是我便不时听说他们越来越易怒和焦虑。"这项治疗应该让他们更健康、更开心，不是吗？"我客户的伴侣和家人经常会问，"可他现在活脱脱一个彻头彻尾的混蛋！老是挑毛病跟我吵！"最终我意识到，这些客户真正的致瘾源是高强度运动引起的应激反应。他们无意中通过制造摩擦的方法向自己最亲近的人施加人际关系压力，让自己从剧烈运动（其实是一种自我治疗）中抽身出来。换言之，他们将心理和生理压力转化为人际关系压力——可对身体来说没有区别。人们用各种各样的方式来转化压力，将欲罢不能地刷屏来代替电子游戏，以阅读和理性思考代替对消极情绪的体验。

我们用很多不同的方式逃避现实，自我治疗，有些行为就像锻炼一样，表面上看起来是"明智"的，但一旦深究起来，你就会发现自己做剧烈运动的原因跟明智没有半点关系。当然，运动强迫症可能比吸毒好一些，但两者的共同点是，在应对未愈合的伤痛和不可见的创伤方面，两者都缺乏健康有效的应对方法。若这话让你深有同感，我强烈建议你翻翻彼得·莱文、巴塞尔·范德考克、阿伦·福格尔和加博尔·马特的书。[2]

起初，如果减少锻炼（或难以割舍的社交或媒体消费），你可能会出现戒断症状；睡前够不到手机或者不能吃上一大碗含糖冰激凌再上床，你可能会烦躁抱怨。每当我们试图从成瘾模式中解脱出来的时候，可能都会有以下经历：从焦虑到易怒、短时睡眠中断、消极情绪和对变化产生强烈的抵触心理。但是，请记住：强迫性锻炼对你的身体是有害的，最终会成为一种信号，表明你正在长期夏季压力下苦苦挣扎。尽管适度运动有可能成为有效的工具，但过度运动只会带来更多压力，它并不是解决焦虑或抑郁问题的明智方法。短期内解脱的过程对我们的心理或生理都是极大的挑战。但是你可以放心，一条更加滋养的生理基准线可以支撑你进入充满活力且强健的老年时代，随着你的身体调整到这条基准线，你此刻所做的选择便能促进身心深度愈合。

秋季的社交

无论在运动、饮食还是睡眠方面，处于秋季过渡期的人们都需要从夏天疯狂无章、极度混乱中放慢脚步。社交也遵循同一模式。建立秋季风格的社交方式，首先要放慢脚步，与自己重新建立联系，不管是以正念冥想、内省、心理治疗还是以写日记的形式，都可以。从夏天的泛泛之交中逐一筛选，与你自己（重新）建立一种更深的联系。像其他三个方面一样，秋季过渡时期应是一个开始——一道门缝。你的目标就只是去感受更多，更直接地看待自己、自己的人际关系、自身归属感以及人生目标等更重要的问题。即便历经数月乃至数年，你可能都无法回答这些问题。这个过程会持续一生，向秋季更深层次的联系转折则是其中关键的第一步。如果最终不能摆脱长期夏季模式，那你基本上没有机会去探讨这些范畴更大、层次更深的话题，你的长期平和感和归属感也会受到影响。

给自己留出空间，重新审视你的社交活动。正如问你自己是否真的需要甜点一样，问问自己是否真的想每周五晚上和同事一起度过欢乐时光，或者是否真的想叫上女儿班里所有的同学来家里办个生日派对，或者是否需要加入读书俱乐部，同时参加每周一次的篮球联赛。拒绝一些社交活动，让你有更多时间与自己乃至自己最亲密的朋友和家人重新建立联系。另一种减缓社交速度的方法，是认清感激之情的源头，将那些值得感激的人和事写进日记里。从前听到人们谈论这类日记时，我总是不屑一顾，觉得他们强言惆怅、言之无物，甚至有些矫揉造作、自我放纵。但我现在不这么想了。感恩日记是一种简单而有效的方法，可以让你注意到并感受到感恩之心与感激之情——这些都是秋天的标志性情感。当然，你不必一定通过写日记来表达感激之情（这样做只是帮助你注意到可能感激的事情），你可以在感觉到这种情绪时简单直接地表达出来，对别人、对自己、对一股更高深的力量或者对大地母亲表达自己的感激之情——如果这符合你的信仰体系的话。

在秋季过渡期，可花些时间从事其他自我照顾的活动，潜心恢复自身元气。一旦我们开始放慢脚步，关注自身需要，一系列有益的自我照顾活动通常就会成为人们关注的焦点。这些活动可能包括老套的洗泡泡浴配红酒，早上提前10分钟起床冥想或阅读，或每隔几周做一次按摩，此类活动不需要多昂贵，耗费的时间也不多。对我来说，其中最重要的就是冥想。冥想是最重要的自我照顾活动，也是让人更能活在当下、脚踏实地的有效方式。因此，在秋季过渡期开始冥想是最好的。我推荐各位读读埃克哈特·托利（Eckhart Tolle）触及人类心灵的著作《当下的力量》（*The Power of Now*）和丹·哈里斯（Dan Harris）的《一个冥想者的觉知书》（*Meditation for Fidgety Skeptics*），这两本书可以作为初学冥想的起点指南。顶空（Headspace）和冥想定时器（Insight Timer）两款应用程序也都是很好的冥想工具。

向秋季过渡还意味着与地点、人以及目标建立联系或重建联系。无论从字面上还是比喻上说，整个夏天我们都是全神贯注、忙碌和奔波的——也许是在拼命工作，又或者是在追网飞公司的电视剧。本着秋天减速和重新联系的精神，待在家的时候你可以考虑花更多时间适应居家生活，收拾收拾家，也许还可以翻新一下。与地点重新建立联系可能还包括追溯自己家族的根源，回到家乡。在美国生活了 20 年后，我发现感恩节是最能激发情感的节日之一。这是重视家族根基的典型的秋季庆典。在充满诗意的整个秋季，我们一直在寻找那种情感基调。

不管是否回归家庭，这种转变都意味着要重新投入时间和精力维护我们的锚定联系，且始终优先考虑这些联系。对我们许多人来说，这些亲密的联系就是与父母、手足、子女、姑姨、叔舅和堂兄弟姐妹之间的关系了。对没有这些亲密家庭关系的人来说，锚定联系人可能是最亲近的朋友，或者是"用心选择的家庭"中的其他成员，比如忠诚可靠的恋人。这些深层亲密关系影响深远，经久不变，历久弥坚。前文说过，与锚定人（事物）重建联系或者建立新的锚定点，可能会遭遇尴尬，甚至令人沮丧，因为我们将自己置于容易被人拒绝的境地。但是，秋季的方向性转变就是让人们从数量众多、较为肤浅的关系中抽身，转入数量较少、质量较高的关系中，这便要求我们直面这种不适。这一转变需要时间、精力和勇气。

通过审视你的人际关系质量开启这个重建联系的过程。问问自己：我的人际关系在哪些方面是深刻且有意义的？与我建立联系的人在哪些方面表现得肤浅或缺乏人情味？我怎样才能拉近与这些人的距离？一个熟人能否成为挚友？我能和爸爸进行更深入的交流吗？也许你可以邀请一起打篮球的那些朋友与自己和家人共进晚餐，而不是在每周的比赛结束后迅速离开。重建联系包括深入探讨这些话题，并在深思熟虑之后采取积极行动。

长期夏季模式鼓励肤浅的、多半有趣的交往方式，所以当你向他人敞开心扉或者想和他们深交时，对他们表现出来的些许困惑或不适要有心理准备。这个转折的一部分内容是学习如何与自己的提防心、沮丧感或曾经的伤痛告别，在与他人对话时更加坦率，更多地暴露脆弱的一面。"过去几年我们都没怎么说过话，"你可能会对一个关系疏远了的锚定联系人这样说，"当时因一场争执结束了一切，而现在我愿意将此事抛诸脑后，与你和好如初。"

还要记住，秋季过渡期是温和、过渡性的一段时期。我们不会沉迷于夏季派对模式，也不会一味采用深冬季节的做法——邀请朋友来家中、围炉促膝畅聊，讨论生活中的困境和那些让自己极其不安的事情。相反，我们正小心翼翼地以一种健康的、试探性的方式重建联系。这种转变需要时间和实践，而秋天便是最佳过渡时期。

我在第五章提到过，与目标、地点和自我重建联系是这个过程中不可分割的一部分。秋季过渡时期提供了一个很好的机会，你可以审视和重新评估自己的生活方向，想想自己的事业、友谊、婚姻乃至经济状况是不是都处于正轨。处于长期夏季模式的社会非常依赖消费，还有几乎无法满足的获取欲望，人们总是渴望得到更多。与目标重新建立联系，包括审视自己，可能还要审视密友或爱人，来帮助你探究一个个深刻的问题。问问自己：我拥有的够多吗？写过感恩日志、记录下自己实实在在拥有的一切之后，问自己这个问题特别有效。仔细琢磨一下这个问题，因为社会默认的假设是，人们永远不会知足。即使有一份令人满意的工作，能付清所有的账单，什么都不缺，你还是会觉得需要更多——更多的钱，更多工作上的认可，更多的玩具，更大的房子，更多的退休金。这是长期夏季模式的口头禅：更多，更多，更多。把祈祷、冥想、自省和写日记作为一项重要策略，用以质疑当今社会无止境获取的默认模式，并确定自身最真实的欲望。

长期处于夏季模式会带来诸多挑战，其中之一便是人们永远无法真正认识自己。我们要从长期夏季模式关注外在、注重消费的状态中解脱出来，这种解脱包括自我反省，以及通过内省、静思、不时进行孤独体验来获得宝贵的自我认知。夏季消费模式必然是以未来为导向的，促使你更加努力地工作，从而获得更多东西，比如一个更大的房子、一次异国度假、给孩子提供精英教育等。相比之下，正念需要人们清楚地看到和体验此时此刻正在发生的事情。秋天的充足感和适度感往往意味着全然活在当下。可谁也说不准，你内心最深处的渴望和真正的人生目标也许会随着你对当下的关注自然而然地产生，好好想想你希望从生活中得到什么，以及自己现在的行为是否符合自身价值观。

就拿养儿育女来说吧。为人父母可能是你人生目标的重要组成部分。或者，仔细想想，你可能会觉得，密集式育儿已经取代了你心目中更大的目标。父母要扮演许多角色（供养者、保护者、教导者、养育者和私人司机），身份众多，很容易迷失自我。牺牲你的生活质量、时间或精力为自己的孩子服务是非常美好的，但当父母出于内疚和社会期望而不是出于内心的呼唤做出这些牺牲时，付出和内心感觉就会错位。在尊重你作为父母的价值观和尊重你作为一个人的重要角色之间找到一个平衡点。你将向你的孩子展示自己是如何照顾好自己，并如何在生活的许多冲突与需求中找到平衡，从而为他们树立一个很好的榜样。

在生活中重新调整这种平衡很有必要，因为长期夏季模式的过度刺激会使我们对目标和意义的深层渴望逐渐麻木。这甚至可能是我们寻求刺激麻痹自己的原因之一——盖过那些尚未解决、令人痛苦的认识（意识到还有更大的麻烦等着我们）。向秋季过渡的过程提供了一次契机，让人们可以采纳理性的内省模式。这样讲听起来悠闲而浪漫，但事实上，这些较为缓慢、安静的活动带来的种种启示，其实往往令人深感不安、沮丧和迷惑，导致我们对自己看待这个世界的方式、个人价值、人际关系、自身灵性或意识的终极本质产生怀疑，质疑上述方面的某些根本前提有问题。秋季过渡时期也可能是充满悲痛与哀伤的时期，是对曾经失去的事物认识更深刻的时期，让你感到比夏天更迷茫。这是秋季的主要挑战和矛盾之一：我们与自己、与锚定联系人更加紧密，更有归属感和目标感，然而，与此同时常会感到严肃、沮丧，还可能感到心情低落。当我们从超长夏季的麻木刺激中抽离出来时，一开始我们会感到很矛盾。

不管这些感觉有多么不舒服、多么陌生，多经历些总归是积极的信号。若是注意到悲痛、哀伤和孤独等情绪已被自己埋在漫长夏日的狂热中，就可以追寻这些感觉的来源，并着手解决它们。也许我们需要在治疗中深入探究童年的创伤，或者通过冥想或祈祷来解决精神上的渴望。也许我们深深渴望一种忠诚可靠的亲密关系，但目前还不曾拥有，需要做出一些调整才能给这种关系留出空间。

有时候这个过程会让我们超越长久以来秉持的信念和无意识的假设，与更深切的内心渴望联系起来。比如，在二三十岁的年纪，大部分时间我都是坚定的无神论者，不相信世上有神，也不相信有任何超自然的现实。但是经过自我反省和自我评估之后，在渐进式的秋季过渡期和漫长的冬季疗愈期，我之前的态度开始有所改变。我已经不再那么坚定地认为对所相信的事物了如指掌，而是转向一个更灵活的空间，在那里我愿意接纳各种不同的精神可能性。我真的不知道自己相信什么，但没关系。能提出这些问题已经让我更开朗、更富有同情心、更具自我意识，这让我感觉非常值得、意义深远。精神性是我们培养意义感和目标感的众多方式之一，在探索"自我"这个前所未知的维度的过程中，我已经体验到增强的意义感，这种意义感又激发出感恩、富足和豁达等标志性秋季情感。若不是我在秋季过渡时期故意放慢脚步，审视内心，这一系列意义深远而相互关联的经历是不可能发生的。

这便是秋天的美妙之处。秋天是一个过渡期，容许我们为冬天的情绪强度与体验做好铺垫。然后，一旦春天再次来临，人们就可以体验到更多由内而外释放的能量、强度和热情——由于长期夏季模式令人疲惫，我们最近没有太多这类感受。悲痛、哀伤、不适以及认识到需要放手的事情，是秋天典型的特征。秋天是揭开真相、减轻心理和情感负担的时期，这个放手的过程可能会令人感伤，而我们不习惯悲伤（因为我们花了很多时间和精力来避免长期夏季中的普遍不适）。但秋天也催化了自我发现的能力，增强了目标感和贡献感，甚至放大了由正念冥想或修行产生的惊叹和敬畏。真诚拥抱所有这些感觉，因为它们会转而带来春回大地的盛景，会再现人类身强体壮、繁衍生息、强力精干的状态。尽管秋季过渡期成效显著，但为期三个月的温和秋季并不能消除长达数年甚至数十年的夏季模式带来的后果。这就是为什么人们必须走出那个异常漫长的夏季模式，开始更具治疗性和恢复性的冬季模式——这是长期夏季模式真正的解药。冬天是治疗夏季疾病的良药。

冬季疗愈身心

冬季疗愈期是人们彻底恢复身心的季节，是建立在安息和睡眠基础上的。无论从字面意义还是从比喻意义（或两者兼而有之）看，都可以将冬季睡眠视为一段疾病恢复期。有时，比如患上严重的流感或感冒时，你可能会连续睡上 14 个小时，或者连续 5 天每天睡 10 个小时。我们的冬季疗愈还包含经常性的长时间睡眠，所有这些睡眠都是为了校正你持续多年的不健康的长期夏季模式。不妨试着在晚上 8 点或 9 点把灯调暗，如果可能的话，随日出而起床最好。不要把这种额外睡眠错误地视为效率低或懒惰。相反，冬季睡眠具有深度治愈效果，是必不可少的。

冬季疗愈期的营养食物包括肉类（包括较肥腻的肉块）、腌制食品和根茎类蔬菜，如胡萝卜、甜菜、欧洲萝卜和冬南瓜。冬季是开展低碳水化合物/生酮饮食和限时进食模式短期试验的好时机。摄入高脂肪、低碳水化合物的食物，你的身体自然会从主要依赖燃烧碳水化合物转变为依赖更稳定的脂肪和酮源为自身供能，为整体恢复过程供能。读过前面几章内容就知道，我建议你只在白天进食。在冬季（不管是真实的还是疗愈性的冬季），白天的时长很短，这就导致三餐之间的"进食窗口"缩短，我们的身体用以消化食物的时间较少，用以恢复元气的时间更多。为了达到最佳恢复效果，早上醒来（或日出后）一个小时内吃一顿最丰盛的早餐，午饭少吃点，晚饭可吃可不吃。调暗灯光（这样就不会发送"刺激"信号，这些信号可能会让你想吃甜食）和早早上床，能让人们更容易克服晚餐后的进食欲望。如果睡着了，就不需要用意志力来阻止自己吃零食了！对于那些不习惯吃早餐的人来说，如果在下午5点或6点吃晚饭，而且晚饭后根本不吃零食，你可能会发现早上吃东西更容易。

说到运动，应当将疗愈性冬季视为运动的休息期或（相对）淡季。这个时期会为长期过劳损伤（比如难以根治的足底筋膜炎、髌腱炎或长期难愈的肩痛）提供痊愈的机会。少消耗点精力，运动别那么剧烈，这样生理机能才能恢复。进行功能性力量训练的锚定运动应该保持稳定，如果你精力充沛动力十足，请随意进行我在本书中提到的冬季运动，比如瞬时爆发的剧烈运动或间歇训练。但我遵循的疗愈性冬季的规则是：花在持续高强度运动上的总时长是10分钟。这意味着，如果你要做的间歇训练中运动与休息的时间比例是一比一的话，总活动时间不能超过20分钟。我的意思是：总的压力很小，无论是中等强度的训练还是时间非常短的高强度训练，都不会引起很大的激素应激反应。避免更多的压力是疗愈性冬季的关键特征。

疗愈性冬季同样会为你打开一扇心理情感治疗之窗。由于我们已经剔除了夏季形成的多余而肤浅的关系，和自己以及最亲近的人之间的冬季联结便会（以一种良性的方式）日益紧密。你在秋季过渡期已经开启了一些活动，用以内省和培养自我意识，冬季是深化这些活动的时候。在冬季疗愈期你会安适如常，抑或更加独来独往，不过是放松放松、读读书、写写日记、睡睡午觉、做做白日梦、静静冥想，让自己百无聊赖，让自己的思想开小差，允许自己无所事事。如果你没有在秋季过渡期开始治疗或每天做冥想练习，那现在开始吧。和几个锚定联系人谈谈发现了什么，然后深入沟通。冬天就像钟摆的一个最高点，远远甩开了流于表面的夏季生活，这时彼此之间的关系极为亲密，内心最为脆弱。请务必考虑在这个季节屏蔽社交媒体的建议。我认识一个人，他为了好好度过冬季疗愈期完全没用智能手机。我赞赏那种全身心投入自身疗愈过程的笃定。诚然，我很难"只接触一点"社交媒体，我已经预料到未来在我继续对自己思想和生活更多方面进行治疗时，会有更多线下"断电"的情况出现。

请你牢记，冬天的总体氛围有时略显沉重，与我们长久以来已经习惯的春夏两季相比，尤其如此。疗愈性冬季会导致情绪自然低落，这时人们可能会产生失落感和意识到生命的有限。冬天是树木看起来干枯衰败甚至死气沉沉的时候，但也是它们储存资源以便在春天复苏和快速生长的时候。作为一个长期生活在夏季的群体，我们对这类消极情绪避之不及，认为它们是"不好的"，甚至是病态的。当我们过渡到秋天然后转向疗愈性的冬天时，就会体验到这些被淹没的感觉，这些感觉往往在几年或几十年内都没有消失。不要害怕经历悲痛、失落、哀悼和忧伤，这些都是人类总要经历的。尽己所能，接受它们。（不要将那些必须进行专业治疗的、确实已成病态的抑郁症最小化；如果有需要，赶紧寻求专业人士的帮助。）冬季是一个具有疗愈作用的季节，是失落、孤独和哀伤这些周期性情绪得以缓解的适宜时间，等到春天你重新出现在人前时，你会更轻松，头脑会更清醒。

深冬的自省往往使人建立或发现与目标久违的联系。这种目标有时是一种精神，有时是一种人际关系或亲属关系，有时是社会层面的因素。目标本身总会包含比我们自身更重要的东西。大多数时候，我们最平静、最有意义、最满意的生活经历都与人有关，无论那个人是我们自己、我们的家人还是更大的社群。无论你的生活目标是什么，不要急于在冬季疗愈期开始恢复身心的过程，不要因努力寻找自己的目标和道路而错过正视自身各种感觉、想法、梦想和失望的机会。这个问题在几周甚至几年内可能都解决不了，但每个闪亮的冬天都会提供更多机会，让你可以认清和加深与目标之间的联系。这样的自我进化会一直持续下去，我觉得这个过程既令人抓狂又充满魔力。

如前所述，对一些人来说，疗愈性冬季或许是相当短暂的季节，也许只有几个月。对较为年轻的读者而言尤其如此，他们需要的冬季疗愈时间更短，因为从生理角度来说他们能更好地应对压力，虽然也受到长期夏季的刺激，所幸年轻的他们体验时间也不过几年，没有被生活彻底击垮。对其他人而言，特别是对那些有全身炎症、受心理健康问题困扰或代谢失调的人来说，他们的冬季疗愈期可能会持续数年。我本人就花了几年时间恢复身心，而且在离婚之后那段恢复期中我再次运用了这个原则。这样讲并不是说你在持续多年的冬季疗愈过程中应该只摄入全酮食物、保持最小运动量且与世隔绝。我只是说，在此期间一直到时间轮回至冬末，甚至进入实际的春夏季，你都会重点关注运动和生活方式波动的幅度。秋季过渡期和冬季疗愈需要更多的主导自己内心的情绪、感觉或目标，而不是一系列固定的客观行为。即便所处的外部环境热气逼人、阳光灿烂，你依旧可以保持一种疗愈性冬季心态。

例如，如果你是一名夜班工人或经常到处旅行，身体就会出现持续性昼夜节律紊乱，导致睡眠出现问题。坦白说，这种情况不理想，但这不代表你不能进入秋季过渡期，相反，这一状况强调了以下三点的重要性：通过其他生活方式的关键要素之间较强的一致性，来弥补这个不容乐观的状况；选择健康的饮食；睡眠与运动和社交行为保持一致。也许你有骨伤，如膝盖半月板撕裂，或某种导致你不能做剧烈运动或给骨骼造成负荷的力量训练的慢性炎症。那也没关系。在转变过程中，你可以根据个人体重做局部减重（强度可变）的运动，甚至利用椅子做几组起立坐下运动。做力所能及的事，就此开始吧。人体是一个非常灵活的系统，无论身处何地你都可以利用周围环境动起来。

也许你的日程安排很混乱，眼下正经历经济困难，甚至正努力与精神疾病做斗争。你可以相应地修改我的"处方"，对某些参数加以调整，其他参数则量身定制。这项工作可能要几年时间。有些读者可能多年以来始终致力于健康饮食，培养了强烈的自我认知和自我效能意识，还有一个紧密团结、全力支持自己的亲友团，但他们可能已经换了工作，搬了家，走上了新的职业道路，有了孩子，或者重返校园。这些外部环境也带来诸多挑战，但没有什么挑战是不可克服的。

这些年来，数百位前来咨询的客户对我说，他们不可能减少剧烈运动。他们说："这对我有好处。去健身房能结识朋友，这是社会联系。这是减压，能帮我改善睡眠。这项运动能控制我的体重！"剧烈运动有这么多明显的益处，我又怎么可能拒绝这些客户做运动的请求？这个问题是合理的，但它也需要我们弄清背后的动机，说到底，无形的动机总是比有形的实际行为更重要。在这些情况下，这些客户经常把他们对剧烈运动和过度运动的瘾性合理化，并为之辩护，愈发抵触更温和的秋季运动方案。任何曾经与成瘾者打交道的人将这些行为解读成：他们是为成瘾行为辩护和否认问题真实存在的大师。可以这么说，大家彼此彼此。

一些客户拒绝了我的饮食建议，说他们不能完全执行我的饮食计划，因为我建议的有机、季节性、可持续饲养的食物，不适合普罗大众、不切实际或太昂贵。另一些反对的人则说，他们需要一整天持续地摄入咖啡因，以确保自己在工作中是清醒的；或者他们晚上不能不用手机，因为他们的上司希望他们全天候待命。这些变化也许会给人们带来许多挑战，其中一些反对意见不无合理性。我们所有人都要支付账单，而且只有做通宵轮班工作才行，那没办法。然而，有时人们会说我的饮食计划太贵了，尽管如此，他们每月花400美元租一辆高端汽车，花150美元看有线电视，倒不说贵了。在这种情况下购买最理想的食物并不是要过紧日子，而是相对于其他消费项目的优先事项。这是关于我个人价值观的陈述，不带个人成见和评判，只有你本人能决定什么对你最重要。通常，对改变的抵触心理会伪装成一种务实的限制行为。这种抵触往往掩盖了对失败的恐惧，对陌生事物的不适，对由于不因循守旧而遭到社会排斥和非议的恐惧，或者感到孤独无依，没有家人、朋友或伴侣的支持。如果你要拒绝我的一些建议，请先问问自己担心的"但如果_____怎么办"是什么。我敢打赌你或多或少有点顾虑。有时只需认清自己恐惧的是什么，就能帮助你克服它。

但是，无论你的态度是内心的抵触还是公开的热情，把秋季过渡期和冬季疗愈期看作一系列自我导向的原则和概念，而不是非对即错的观点和僵化的规则，这些原则和概念加在一起，便会呈现减速、恢复、收缩和重新连接的趋势。越是接受这些原则，越广泛地将它们应用到你的生活中，过渡过程就会越顺利、越令人满意，而且最终会引领未来的生活。

一旦克服了自身的一些内在阻力，就可以轻松迎接秋季了。我投身其中，就像一个孩子投入父母温暖的怀抱。长期的夏季生活常常让我觉得像在高速公路上飙车。有时这种感觉让人产生瞬间的兴奋，但也会让人恐惧和不适，因为我害怕猛踩刹车、转弯或失去控制冲到沟里。这种情况下，最安全、最有效的方法就是松开油门，打转向灯，缓慢而谨慎地开到一条慢车道上。第一个减速的时机是立即平静下来，减少你的应激反应。但请注意，你并没有在高速公路上完全停下来，你还在车里继续前行。这种减速创造了一个机会，让你可以深吸一口气，并认识到自己正朝着一个更安全、更积极的方向转变。就像在高速公路上车速降到更安全、更平稳的范围一样，进入秋天会给你更多控制力、安全感、呼吸的空间、思考的时间，以及最终的心灵平静。

享受过渡期

你还记得第一章中的金姆吗？就是那个过着刻板乏味生活的女人：努力入睡时周边都是蓝光，运动模式不健康，婚姻生活不甚美满，与孩子们的关系不尽如人意。这里有个关于金姆的好消息告诉大家。当日我向她介绍过锚定的概念，于是她花了几周时间来建立自己一生中重要的饮食、睡眠、运动和社交基础。这些基础锚定到位后，金姆旋即开启了本章中介绍的过渡期。每天晚上她真的坚持避免使用电子设备，而是在床头柜上放了一本（纸质）诗集不时读读。她买了光闹钟，这样就可以自然醒来，并与自然光保持同步。她将闹钟设置成 15 分钟后再响一次，因此起床之前还可以有片刻宁静，欣赏几页诗歌，以一种放松的方式开启新的一天。

起床后金姆便忙个不停，首要任务是为家人准备一顿富含完全蛋白质的早餐。以蛋白质开始新的一天令她精力更加充沛，情绪更加稳定。而且每个月她都买一箱农产品，通常称为社区支持农业（CSA），现在她经常吃各种时令水果和蔬菜。这些事需要她下点功夫，有时还要调查一番。有那么几次金姆发现自己不熟悉农产品，不得不上网学习如何烹饪萝卜、芜菁甘蓝和橡子南瓜，虽然烹饪和试吃新菜对她来说是一场冒险，但她一直乐在其中。由于主要食用当地农产品和膳食蛋白质，她家食用的精制谷物和奶制品已大大减少。

金姆的工作安排仍然让她分身无术，但是放弃了高强度锻炼之后，她开始专注于那些固定运动，因此她变得更加轻松自在、开心快乐。她在健身房遇到了几个女性朋友，决定每隔一个周末邀请她们来家里吃一顿家常早午餐。这也没什么特别的——她只是决定冒冒险，和那些际遇及生活方式与自己相似的人亲近亲近。她也渴望和丈夫建立更亲密、有意义的关系。金姆和马克的婚姻当时并没有陷入危机，但两人已经有一段时间不交流了。经过几番交谈，他们决定为了积极与对方进行更好的沟通、建立更深入的联系而一起接受婚姻咨询。尽管最初他们觉得在"第三方"面前交流有点尴尬，但他们的交流质量开始改善，两性关系也有所好转，夫妻二人都庆幸能有这样的经历。而今金姆和马克仍然各有所好，也留给彼此一定空间去追求自己喜欢的事物。但是每逢两人沟通交流时，总是觉得乐趣多多——一如新婚不久时欢愉的他们。

给予彼此更多关注让夫妻二人更在意几个孩子。他们制定了一个非常招人嫌的"吃饭不玩手机"规则，一开始让人很头疼。但是金姆和马克以身作则，交谈时不看手机。随着彼此之间面对面的交流越来越多，他们能够与孩子们进行一些更有意义的对话——关于学校里以及与朋友之间发生的事情。很快就没人再抱怨手机的事了。

金姆还与自己重新建立了联系。她曾经像许多母亲一样，为了养育子女忙得晕头转向，与自我失去了联系。为了重新调整自己的生活，她每天早晨做的第一件事就是进行15分钟的正念冥想练习。这是对生活方式的一次微调，早上读诗也是一样，但这两种活动都产生了巨大影响，因为如今的金姆已经能够精力充沛、创造力满满地开启新一天的生活，而不似从前那般心烦意乱、焦虑不安和脆弱不堪了。

三个月的秋季过渡期过后，金姆和丈夫进入了体验感和投入感更足的疗愈性冬季。每天黄昏时分他们便自然放松下来。他们完全不看电视，拿走了卧室里所有的电话和电子闹钟等电子设备，而是用盐灯照明，有时还点蜡烛。这个举动不仅使他们的房间更加舒适和温馨，还让房间的光线变暗了，从而帮助他们进入更加平静与轻松的夜间模式。一般到了晚上9点，金姆和丈夫会吹灭蜡烛，不久便睡着了。

坚持了几个月的秋季饮食之后，金姆的饮食习惯逐渐转向脂肪含量较高、碳水化合物含量较低的饮食。她用慢炖锅炖菜、做排骨和营养美味的汤，将剩菜剩饭放在冰箱里，或者用自封袋冷冻起来，方便在紧张忙碌的时候拿来当午餐，甚至当早餐。起初几个孩子还会很困惑地看着她："我们早餐要吃炖肉吗？"但是他们渐渐习惯了这种变化，现在他们不再认为早餐只能吃谷物、吃华夫饼、喝橙汁，而是对食物有了更宽泛、更丰富的了解。

由于正念冥想练习让过渡后的生活逐渐向好，金姆的自我认识也随之加深。在秋季过渡期中，她尝试过设立界限，有时会告诉几个孩子，如果他们要求在主题公园或游乐场玩到很晚，那后面的安排就都乱了。但是，在冬季疗愈期她的心理得到更加彻底的治愈，对人为界限的本质有了更深刻的认识。例如，在此之前，她一直认为设立界限是一种防御性或侵略性行为。然而，心理治疗和冥想使她认识到，界限有助于更清晰地表达和定义自我的边界。她意识到，在经营婚姻和养育子女的15年里，自己和家人之间的界限日渐模糊，导致她忽视了自我关怀的重要性，也忘记了自己的人生目标。

有了这些认识，金姆开始为自己腾出更多时间，开始与家人和子女保持较为合理的界限。她早上的冥想时间雷打不动，任何事都不能占用这段时间。她还与自己的锚定联系人进一步拉近距离。她和马克投入了更多的精力来维系夫妻感情，探讨了一些使他们感到亲近、联结和亲密（尽管与秋季相比，他们的内心更加脆弱，更加袒露无遗）的深刻话题。孩子们开始减少对手机的依赖，转而挖掘更多创造性的兴趣。她的女儿表现出对美术课的兴趣，而她自己也开始绘画，在这个过程中她和女儿关系更近了。

总体而言，现在金姆的情感更加稳定，并且可以强烈感受到与孩子、丈夫以及自己之间的联系。她的体重没有减轻很多（实际上体重秤的读数还和以往一样），但她的衣服更合身了。她感到自己的生活更加安定，她一直积极维护自己和自身利益，选择待在家里和家人共处，一起尝尝家常便饭或早午餐，而不是去喝酒。某个周末，她还拒绝带孩子们去水上乐园，反而告诉他们她需要与他们共度更多家庭时光（也需要更多时间陪伴自己）。她充满爱意、不再强势，为孩子们示范如何设立合理的界限，即便是母子之间也需要设限。对金姆来说，远离长期夏季的这 6 个月最终使她获得了更强的根基感、控制感和联结感。

———

从许多方面看，金姆的秋季减速和冬季恢复之旅远非革命性的。尤其是在 21 世纪，整个社会已经开始意识到集体脱节、迷茫和随时可能崩溃很正常。例如，许多研究已经促使人们对优先考虑睡眠的重要性的关注。关于睡眠如何深度恢复身心以及如何影响情绪、心理健康、认知能力和长寿的讨论现今已上升到文化层面。人们已经开始更加注意睡眠卫生，晚上戴上防蓝光眼镜在电脑前工作，甚至睡前完全避免看屏幕。这是朝正确方向迈出的一步。

整个社会也意识到健康、营养丰富的饮食有多么重要。30天全食计划 2009 年左右开始实行，当时就成为一场规模更大的大众营养意识运动的一部分，在此期间，人们开始尝试蔬食饮食、低碳水化合物或生酮饮食以及选用当地食材的季节性饮食。虽然我们知道垃圾食品不好，但众所周知，久坐不动的生活方式同样有害健康。在这一点上，这就像吸烟有害健康这个观念一样根深蒂固。人们都知道，久坐的生活方式有多种形式，对我们的生活质量产生深远的负面影响。人们还意识到，本书所说的常规有氧运动和长时间有氧运动不是无运动的最佳替代方案。实际上，现在北美大部分人都知道，夏季的剧烈运动方式并不能使人体健壮而长寿。健身房、私人教练和爱好健身的人已经开始主打健美运动、有氧踏板操和搏击操，他们意识到这类运动长远来看对人体结构、新陈代谢和线粒体的健康大有裨益。

2010 年左右，我开始注意到很多关于人际关系价值的文化交流。雪莉·特克尔的《重拾交谈》和苏珊·平克的《村落效应》(*The Village Effect*) 与其他书籍一同致力于解决当今社会脱节、孤独和过度刺激的问题。许多人已经开始意识到，即便我们在社交媒体上有很多"朋友"，但仍然感到孤独。即便是科技公司的高管也限制自家孩子看屏幕的时间，应用程序开发人员也开发了跟踪软件，这样我们就知道自己在电子设备上花了多少时间。我们的各种娱乐活动和习惯竟如此依赖电子产品，这让许多人大吃一惊。现在，我们了解到，因社交媒体滋生的社交隔离和脱节感是焦虑、抑郁和其他形式的精神疾病的巨大风险因素，我们主动限制了看屏幕的时间，在手机上下载了跟踪软件以减少我们不由自主浏览社交媒体的时间。

作为一个以健康和人类福祉为人生目标的人，我受到当今社会这些积极趋势的鼓舞。我亲身体验到，这类生活方式的改变为自己与那些客户的生活带来了深刻而巨大的改变。但我也注意到，无论这些孤立而零散的生活方式的改变多么有益，仅靠它们并不能持久。实际上，我发现情况恰恰相反：人们对生酮饮食或高强度间歇训练或进行社交媒体脱瘾已有所了解，而且他们相信自己找到解决所有困扰自己的问题的答案。可惜数月或数年后这些积极的变化开始消失，之后人们经常加倍采用相同的策略（对生酮饮食更痴迷更用心），或尝试另一种孤立的策略，将前一个策略视为失败。我的模型与众不同的原因在于，它将种种不同原理组合在一起并协调成一个一体的波动模型。如果在各个季节都以协调的方式追求恢复元气、促进健康的生活方式，那么你所做出的改变将是持久的、持续一生的。

但是，为了感受季节性生活对认知、生理和心理的益处，首先我们必须开启一段恢复期。因此，请注意，无论你是在阅读睡眠书籍，尝试原始人饮食法，甚至围绕早晨的亮度和夜晚的暗度主动调整自己的生物昼夜节律以达到最佳睡眠状态，都不要跳过这一步。建立锚定点（请参阅本书第六章）后，持续、专注、全身心地投入你的秋冬季节吧。

我个人可以证明这 6 个月是必不可少的。在 2006 年和 2007 年左右，我开始改变自己的饮食习惯，在同一时期，我也开始减少运动。这是一个很大的进步，我感觉好多了。但是直到熬过了冬季疗愈期，我才真正开始感觉到不同。有一段时间我频繁出差，工作压力大而且离了婚，进入秋季过渡期后我紧接着开启了冬季疗愈期。我自觉体力不支，于是开始静养：社交活动不怎么参加了，运动大大减少，睡眠时间延长了，还吃了较多富含脂肪的营养丰富的食物，减少了碳水化合物的摄入。经过数十年的长期夏季模式，我感觉自己像一只伤痕累累病恹恹的动物，爬进一个黑洞中，在那儿休息和恢复。

那是一段严峻而艰难的时期，但并不令人沮丧。实际上，这个时期我头脑非常清醒，间或也有欢乐的时刻。在进入秋季过渡期和冬季疗愈期之前，我一直都在外奔波做公开演讲。在那段恢复期内，我拒绝了大多数这类邀请，接受的邀请只有从前的10%或20%。冬季静养使我很清楚地认识到我需要少点旅行，而旅行减少则促进了这个恢复过程。秉承疗愈性冬季的收缩精神满足了我必须放慢脚步、窝在家里和重新建立联结，特别是与我最重要的锚定联系人（我自己）重新建立联结的强烈愿望。

我开始反省自己并自问一些关于个人价值观的问题，例如，对我来说什么是重要的？我在乎什么？我想在这个世界呈现怎样的自己？尽管这是一个致力于个人成长的时期，但是我在试图找到个人目标和位置的过程中并没有成为隐士，也没有完全久坐。我确实把自己的运动精简到只留下功能性运动和力量训练（几个引体向上、俯卧撑和中等强度的深蹲）这些锚定运动，其中穿插着散步和轻远足。这是我保持基本运动能力而又不增加压力的一种方法。在冥想练习的独处时光中，在与我关系更亲近的锚定联系人的陪伴下，我能够感受到更多的平和、安静和舒适。我只是接受了长期夏季模式的对立面，全身心恢复自己，并以更清醒的头脑、更明确的目标、更充沛的精力出现在人前。

请记住，冬季疗愈期带来的欢乐、益处和愉悦与春夏两季完全不同。冬季带来的是深深的满足感、治愈力和更好的生活前景，就像累了几天之后要睡觉一样，你醒来时不会感觉到春夏的兴奋，反而会感受到一夜安睡提供的能量在体内静静流动，身体恢复如常。我希望你像我和"金姆"那样欣然接受秋季过渡期和冬季疗愈期，设立明确的目标，进行彻底的变革，满怀疗愈的期望，体验自己的生活和幸福。这两个时期将使你还清长期夏季时欠下的债，开始可持续的季节性生活。这个恢复期是值得拥有的。疗愈期结束后，你会脱胎换骨，准备迎接春天的到来。到那时你已经恢复了之前耗尽的能量资源（身体），助力自己在春天取得心理、生理、情感、创造力以及人际关系等方面的拓展和成长。

经过漫长的冬季疗愈期之后，你自然会开始具有春季式行为的典型特征——你会开始感到坐立不安，同时又干劲十足。寻找属于春天的那些典型的感觉：好奇、兴奋、期待和乐观。这些感觉经常与实际春季的来临不谋而合。你会情绪高涨，精力充沛，朋友提出的自驾提议也许会突然激发你的兴趣，或者你可能想到重新开始练柔术、攀岩或创作音乐。在你的秋季过渡期和冬季疗愈期，一直处于冬眠和孵化状态的愿景、计划和梦想可能开始浮现，而且你可能想重返学校，重拾之前的爱好、运动或活动，或扩大社交圈。

一旦你发现标志着春季的多个迹象出现了（例如培养了新的兴趣爱好或者迫切地想要开派对），就可以确定自己进入积极、健康的春天了。再见面时你已痊愈，不再背负长期夏季的债务，并准备过上与季节性变化相协调的生活。正如本书下一章将探讨的，一旦我们过渡到秋季并从冬季疗愈期中顺利抽身，就准备好采取一种更加平衡、随四季更替而波动的模式，使我们的四个健康关键因素——睡眠、饮食、运动和社交——不仅与一年四季的更替保持一致，也与我们人生中的各个阶段保持一致。

第八章

超越生活

恭喜你已完整度过了治愈身心的冬季！这个过程花了你大约18个月的时间，你一定感觉到自己越来越强壮，体能也越来越好。身体不再发炎，关节疼痛的次数越来越少。糖尿病前期基本痊愈，医生会告知你无须继续服用降糖药。稳定的精力让你如鱼得水，午后无精打采的恼人状态基本消失。你在心理上和情感上会感觉更清醒、更平和、更安定，情感修复力更强，也更具创造力。因为你已经放慢脚步进行内省，所以在探索与更远大目标有关的较为深刻的问题时，你就会以不同的心态和方式来评估自己的生活。你终于做好准备，开启一种与变化的四季和谐相处的平衡波动生活方式。现在，和我一起加入一场虚拟的旅行，我将带你领略季节性生活的风采。

每逢春天，你都会从冬天昏昏欲睡的状态中醒来，变得更开朗、更轻快、更愉悦、精力更充沛。朋友们会称赞你的皮肤有光泽，要么会说你流露出或者展现出了积极的一面，到底是什么他们也说不清。每年春天，你都喜欢尝试新事物，去新地方，开始琢磨新爱好，

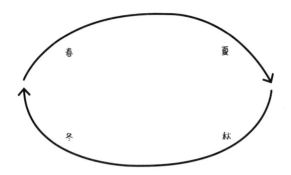

开始一段新关系，尝试开启一个新职业。没有了漫长夏季的刺激，你每一年都会拥抱这些经历，全身心感受春日令人跃跃欲试的乐趣与激动人心的氛围。有时候你在春天的一些想法是不切实际的，但无论如何你都会尝试一下。

如果你在经营一家小企业，每年春季你都可以在办公室投入更多精力。你不必在天还没亮时开车去上班，仅慷慨的阳光就能让所有人心情愉快、活力满满。每年春天你都可以利用这种充沛的精力组织一个开放的论坛，为下一个财年想些新点子。你会构思新的业务运作模式，开始计划在即将到来的夏季进行大促或发布新产品。这些预期计划将激励你的团队、经理以及普通员工等，你可以利用这些积极的感受在办公室里营造共事之情。

当谈到婚姻，你会期待春天，因为春天是一个充满新奇、活力十足而又妙趣横生的季节。琳达·卡罗尔在《爱的循环》（*Love Cycles*）一书中构建了一种周期性关系模型，这一模型恰好与我的季节模型相吻合。[1]众所周知，长期的恋爱关系会让人感到稳定、舒适，甚至随着时间的流逝还会有点志得意满。但是，为了将她的想法融入我的季节性波动理论，卡罗尔建议你利用独属于春天那十分鲜明的新奇感，让你的关系再次充满活力。她表示，人们应该在春天用有趣、好玩的方式交流，尝试新的事物，让你们的关系恢复得如初恋或者蜜月期一般亲密。

心理治疗师埃丝特·佩瑞尔在《亲密陷阱》（Mating in Captivity）一书中描述了长期恋爱关系中熟悉感与新鲜感之间来回变化的活力与张力。[2] 如果你要和伴侣讨论有关发展、新鲜感和成长的话题，春天就是最理想的时节。而这样的谈话不限于伴侣之间。每年春天我都很期待和我儿子对话。"小伙子，我们已经度过一个美好又静谧的冬天，"我跟他说，"待在家的时间够久了，今年夏天你有什么想做的事情吗？"然后我们俩会着手制订计划参加登山营、夏季背包旅行与野营。

我妈妈黛比一直以来都活力满满，身体康健，爱好户外运动，她经常和她的闺密筹划长途背包旅行。某个春日，当时她马上就要65岁了，为了纪念这件大事，她决定徒步穿越800英里（约1 287公里）的太平洋山脊步道，一条北起加拿大南至墨西哥的传奇之路，这个决定着实让我们震惊。这件事即便是专业人士也很难做到，而我妈妈却决意徒步穿越几百英里，而且是独自一人！每年春天，我妈妈都会为即将到来的夏季旅行做好准备。每年春天她都兴奋地开始自己的阶段性计划，因为她期待将要踏上的下一条小路、下一座要攀登的山峰以及下一次将要邂逅的野生动物。

我妈妈的徒步旅行完美契合了适应季节变化的理念，她有许多机会获取新的体验、尝试新的冒险。妈妈独自一人生活，住在加拿大大不列颠哥伦比亚省一片100多英亩的土地上，因此她可以更关注自己的直觉和渴望，也很珍惜这种感觉。她自己砍柴，自己种菜，从自家树上收获果实。我并不是说妈妈是季节性生活的完美典范，但她确实是与自然节律步调比较一致的人，而且在我小时候她就将这种理念灌输给我。尽管想到她在这条道路上独自前行，我有点担心，但是看到她能直观地呈现我模型的一部分我感到很开心。正如我母亲所展现的那样，春天的机会不只属于年轻人——各个年龄段的人都能拥有这种机会。我母亲每年夏天都要徒步数百英里，这也算不上大胆或者冒险，更不能说是危险。

生命中的每一个夏天，你也可以像我妈妈一样，让自己全神贯注地投入在春季已计划好的项目和体验当中。在这几个月里，你能够在认识新的人、拥抱新经历的时候勇敢而大胆。在春季规划会议中，你和业务团队曾策划过一个"轻率的"方案，但后来你实施了这一方案，之后你前往一个语言不通的国家旅行。有时你会在办公室加班到很晚，为了在项目截止时间前完成，很晚才到家，也睡不了多久。你利用周末的时间翻新房子，修理汽车，做一些木工活。这与变化无常的夏季契合，在这段时间里，你能沉浸在丰富的人生体验和职业生涯中，还会花大把的时间与很多人进行各种心血来潮的体验。

20 多岁的时候，好多个夏天我都跟 25~40 个朋友骑摩托车从盐湖城到怀俄明州。想象一下，这些装着露营装备的摩托车，以及我们一起在树林里露营的乐趣和恶作剧，如今回想起来，我认为当时我们体验的就是夏季扩张模式。如今作为一个学龄儿童的父亲，我知道夏季要在孩子身上投入大量的时间和精力。这段时间，他们不用上学，不用忙着做作业，也没什么课后活动要参加。2019 年夏天，我儿子 6 岁时，我请的是兼职儿童保育员，我仍工作着，因为我想试试夏季式的育儿方式，了解和一个小孩待在一起需要多少注意力和情感能量。周末的露营为我和儿子带来了很多欢乐，我们学会了如何生火，在小路上还要特别留意熊和其他野生动物。

每年夏天我都能见证妈妈变得更加强大、更有活力，通过做一些富有挑战性的、令人害怕的事，她扩宽了自己的舒适圈，增强了自信心，提高了生活满意度。如你所料，她激励过很多人。但我同样因为她没有把季节性生活局限在夏天而为她骄傲。与很多徒步旅行者不同，她没有用一年来做徒步旅行。每年 8 月末，夏日将尽，她都期待回到家中，与自己的家园重建联系，见一见出门几个月未见的朋友。这是因为她自然而然地转换至秋季回归家园的生活状态，渴望重新建立联结，放慢自己的脚步。在每年夏季切实拓宽了自己的世界之后，她同样也会获得拥抱秋天重新建立联结的快乐，还有那些因外出旅行而错过的人和活动。

如果在秋季过渡期能重新校准和平衡自己的生活，那每年你的秋季经历都会与我妈妈的平和秋季生活相似。你会自然而然地放慢节奏，把更多时间和注意力放在家庭上，重新开始搁置了一个夏天的冥想练习，重新开始写日记，和整个夏季都没有见面的人重新建立联系（因为他们也一直在别处旅行，或者始终忙于工作）。在忙碌的世界中，夏季本来就是漂泊不定、脱离联系的季节，而秋天则发出了重建联系的温情邀请。你会花更多时间待在客厅里，或者采摘菜园里的农产品，而不是去湖边、集市或者游乐园。当你重新和自我、地点以及他人建立联系时，你会不由自主地感恩，感觉很充实，还会自我审视，问问自己是否还在为人生目标而努力。我知道妈妈2019 年秋天一直在纠结某件事。此前她徒步的路线北段那年恶劣天气来得早，她一年一度的远足也只好提前结束，她一直问自己，这个决定是不是正确。（答案：决定正确，妈妈。）

每年秋天，你也可以通过积极主动地对秋季生活的重要部分发问发现价值。因为这段时间你很少内省，会得出这样的结论："很好，我与当下的生活非常和谐，与自己的目标联系紧密。"秋天是用来质疑并适度修正的时机，而不是等到遭遇职业倦怠、婚姻破裂、亲人疏远或者一次外遇导致的分手之后再做这些，那就为时已晚了。我的许多朋友有时候会半开玩笑地每年进行一次婚姻或恋爱关系"登记"。在秋天发起这种约会再合适不过了。他们会问自己的另一半："我们现在处在婚姻关系的哪个阶段呢？"若你享受慢生活的时间够长，此时问自己这个问题——"我在正轨上吗？"，多数情况下答案都是"还有差距"。

如你所感，秋季的主线就是回顾。你的商业计划于春天构思、夏天实施，这时你可以回顾、评价一下这个计划。大型产品的发布或市场推广效果如何？接下来的一年你还会这么安排吗？或者你想要完善整个过程，让它更加引人注目？秋季不是用来沉湎过去的，这段时间你要从过去的经验中学习，本着好奇和开放的精神对其进行评估。在秋季的复盘中，你会发现自己忽略了日常锻炼的部分。你会发现在偏离轨道一季之后恢复运动十分轻松。实际上，一开始恢复锻炼要费些功夫，但最终你会发现有很大长进。如果你已经偏离轨道好几年，无论你是不想运动还是锻炼成瘾，结果就不会是这样了。

一旦沉浸于周期性的滋养身心的秋季活动，你便不会感觉到夏日受多巴胺驱动带来的兴奋。相反，你会因健康感到骄傲。这种骄傲来自你对人际关系和那些大项目的重新评估。有时，这些反省能修复因误会而破裂的友谊，发现与伴侣沟通和亲近更好的新方法，或者通过多记日记、勤做冥想来恢复与自我的关系。依靠酒精、加工食品、追剧还有其他止痛药进行自我治疗都会导致人们在漫长夏季易疲劳、焦虑、沮丧和疲惫。无论如何，秋季的感觉与之相反。随着自我意识增强，每年秋天当你纠正生活中的重要部分时，你都会感到平和，意识到这些变化未来有可能比过去更加丰富。

这个滋养身心的秋季为你平稳度过冬季打下了良好基础，我们期盼冬季是舒适、安静、温暖且具治愈性。漫长夏季一直支配着你，让你一直抗拒这个季节带来的这种"冲冲冲"的刺激，你其实一直期待有休息的机会，能和自己所爱的人有更深的联结和亲密接触。冬季的你不会感到很兴奋，但确实会感到很踏实，并获得足够的休息。你不需要从外界寻求自我肯定和自尊，而是会进行自我管理。在探索自己的精神支柱与人际关系及自己内心之间的联系时，你就会感觉得到了真正的恢复和休整。每到冬天，你都会沉浸在一本好书之中，也期待着能和自己的父母还有孩子下下棋。

我回到家乡上大学后，父母曾在放寒假前与我联系。"你其实什么都不需要，"他们说，"我们也什么都不需要。那我们今年就不送圣诞礼物了吧？"于是我们跳过了送礼物这个环节，这种做法真的很棒，这样谁都不用为了买什么礼物而绞尽脑汁。这项令人愉快的传统贯穿了我的整个成年生活。我意识到圣诞节送礼物是对文化规范的重大偏离，让圣诞节从一个宗教节日变成了消费者的狂欢。夏季的消费精神与冬季整体的内在收缩特征在季节性上是不相符的。我越远离黑色星期五和圣诞节那种被动且无意义的购物方式，就越能

　　　　　　　　　　　　　　跟着节律生活

感到平静、满足与感恩。

你家有没有像我家一样抛弃圣诞节或是其他节日送礼物的传统？但是在经历了几个冬季之后，你会更加了解秋季的慷慨与大方，于是开始调整自己内心更深层次的渴望和直觉，并决定缩小二者的规模。你会意识到，在人类漫长夏季文明中，过节送礼已经成了习惯，而这和你在冬季假期中与家人在一起感受到的慷慨精神却格格不入。

在那些冬季的庆祝活动中，在享受一杯热饮，与家人一起回忆以往的美好时光时，你会体验到一种不同维度的慷慨。在那个获得认同和归属感的空间里，你的家人自然是无私的，而且会自然而然地慷慨起来。你感受到的那种深层联系和慷慨之情与消费至上的圣诞节是截然不同的。某一年，你决定带着这样的精神走进社区，通过在冬季的厨房和服装店做义工为那些不幸的人慷慨解囊。因为事关进入社区的问题，这样的行为可能会立刻让你觉得这是春季或夏季的行为。但是如果你在秋天放慢脚步，感受自己的充足和丰沛，那么冬季就会成为对他人行善的季节。如果感恩节是对秋季感激之情的标志性表达，那么在接下来的冬季，慷慨和服务他人就是其自然的表达。

在历时数年甚至数十年与自己的自然生物节律同步生活的过程中，这些季节性循环就会逐渐变得直观且和谐。每一次季节变化都为你提供了重新评估、重新校准、改变方向以及不断发展的机遇。这最终会让你更加强大。其中部分原因是这种季节性模型利用了"新手效应"：加速对新刺激的适应。体育界经常讨论新手效应，当人们为参加马拉松或新的举重比赛训练时，总会体验到非常快的改善、适应和进步。由于新手效应，新手运动员的身体对于最初的刺激（新的身体运动）有很强的适应性。然而，他们在同一训练中走得越远，身体的适应性就越不重要了。

当我们生活在一个持续变化的季节模式中时，就可以利用新手效应的力量，为每个季节快速适应新的食物和运动方式等创造机会。每到冬季，你都会喜欢高蛋白和高热量的食物，减少碳水化合物或尝试生酮饮食，这样体内胰岛素的敏感性得以提高，你的身体也能更快消耗脂肪获得能量。到了每年夏季，如果饮食以当地水果和蔬菜为主的话，那么你会摄入大量植物营养素和矿物质，它们是强有力的抗氧化剂和身体解毒剂。你在季节性模型中获得的顺畅的新陈代谢能够让你快速适应这些新的矿物质，帮助你抵消因夏季阳光照射造成的影响。季节性的生活能让我们在一生中不断适应新的刺激，让我们的身体和心灵更加轻盈，适应力更强。

如果我提出的实现新手效应和平衡的四个核心要素听上去很吓人或很难实现，请记住，我所有的季节性行为都是相辅相成的。一旦你在一个领域或一种生活方式的关键点上做出积极改变，就能促进其他方面的积极改变。在30天全食疗法社区看到这样的变化令人欣慰。正如网上留言板充分证明的那样，当人们开始这项为期一个月的全食疗法计划并积极改变自己的饮食模式时，他们的生活会得到更大改善。这些人的焦虑突然消失了，强迫症的症状得到缓解，睡眠质量也大大改善。他们甚至受到鼓舞，离开了不健康的社交关系或开始更大的职业转变。项目结束时，下面这句话我听了不知多少次："我特别开心！"他们感受到的是一种生理上正常的健康状态，只是很久没有感受到这一点以至于他们觉得奇怪甚至不安。

科学研究进一步证实了这一普遍趋势，证明采用季节性模型的某些方面可以帮助你进一步改善生活。比如，研究表明，肠道通透性增加，可能是由于饮食中含有过量的精制植物油、糖和精制碳水化合物从而引发甚至加剧的一种疾病。这种疾病会使一种来自肠道细菌中名叫内毒素的化学物质进入血液。[3]另一些研究人员发现，这种内毒素增加了大脑中一个被称为杏仁核的部位对社交威胁的自我保护反应。[4]鉴于杏仁核负责这种快速的自我保护反应，这意味着身体健康状况差的人在肠漏的情况下，更容易在社交场合受到威胁。举个例子，如果一个人的面部表情不是特别柔和、热情和友好，那肠道通透性大的人大脑内的杏仁核会以极为消极的方式表征，以自我保护和远离的方式做出反应。反之，就意味着这类人可能对诸如打架和争吵之类的社会压力更敏感，更难以接近和接受他人。

本书认为身体状况不佳会导致社交脱节。但任何改变都会向积极和消极两个方向发展。和那些自我试验 30 天全食疗法的人所证明的一样，虽然消极因素相互促进，但积极因素也在相互促进。所以不要被我的模型中看上去有很多变化的部分所吓倒。一旦你开始学着摄入更健康的营养食物、保持良好睡眠并开始运动，你会发现模型的其他要素自然而然就同步到位了。

生命中的四季

在第七章中，我们将秋季视为过渡季节，将冬季看作治愈的季节，这应当形成一种思维定式。这同样适用于我们生活中的其他季节，但应在更广阔且宏观的角度上去思考。正如我们生命中的每天、每月甚至每个季节都在变化一样，我们生命周期的整体基调和方向也是如此。每个人都会经历一个充满青春的春季。总的来说，那时我们开展的活动更具有探索性和前瞻性。然后，我们就进入人生的夏季、秋季和冬季。人生中的每个季节也都包含一种普遍的季节性情绪或生活模式，这就和本书所讲的要随季节的变化而变化不谋而合。

40岁的我正处于人生的初秋期，我经常以一种深思熟虑的方式对自己整体的行为进行评估和总结。每年当我品尝春季的新鲜果蔬，并开始攀岩，甚至和朋友以及儿子一起规划夏季要做什么时，我都会感到自己仍在经历人生的春季。但是，为了适应我人生中的秋季，每次我都会以感恩的心态，用一种回顾和评价的秋季思考模式来进行这些春季的活动。在直觉上我认为我生命中的秋季其基本模式是正确的。我越是抱着一种宽宏的秋季心态度日，我的生活就越快乐、越和谐，也越能与季节的变迁同步。这是因为，在过去的岁月中，当我们让生命的各个阶段与季节的节律和变化相协调时，我们就能体会到最大的幸福感和满足感。

但与将秋季作为过渡季节、把冬季当作治愈季节这种精神信念不同，在描述一个人几十年生命的大致方向和目标时，不可能是按部就班的，也不会是很具体且详细的。下面我描述的每个人生季节的原型都与我个人的经历、我与客户的工作以及我对这个主题的研究有密切的关系。其中一些经历会比其他人更能引起你的共鸣，因此，我呼吁你接受我提出的一般季节性原则。与我所描述的季节性行为的具体例子相比，生命季节所具有的总体情绪、性情和特征更为重要。

同时我们也要注意，四季之间的转换是一种无缝且连续的变化。

我们在春季拥抱新鲜感，在夏季因为职业发展、生产力、创造力或养育子女的忙乱而迷失自我，而到了秋季，我们将准备好度过这个深刻且有意义的过渡性季节，继而能让我们度过一个最安定、最和平、最有意义的冬天，这是我们留给家庭和社区，乃至全世界的财富。接受这种宏观的季节性变化让我们有机会过上最美好且最充实的生活。如果我们能完整地体验人生的每一阶段，我们就不会经历发展停滞和其他困难（比如中年危机），而是以和谐与平和的心态迎接生命的每一阶段。

春

在我们生命的春天，一个大致跨越出生、婴儿期、青春期和成年前期（0~25 岁）的时间段，我们参加了许多与实际春季的计划和早期成长阶段相关的活动。在这段时间，我们通过正式的、非正式的教育以及社会教育来了解这个世界，并从周围的人那里找到我们的定位，知道自己是谁。把春天看作是一个对夏天生活充满期待并为其做准备的时期，一个新鲜、探索、扩展和充满刺激的阶段。我们在自己年轻时的生命花园里种下的种子，往往在我们人生的中期和后期成熟。充分利用生命中的春季：在大学期间出国留学，背上背包周游欧洲，学习不同的专业，辞掉你讨厌的工作并另谋高就。这种试验和探索代表着正常、健康的春季行为。

我们经常催促年轻人提前走过这个探索阶段。出于恐惧，我们敦促他们过早集中精力，投入夏季的生产中。我该知道这点的。我 17 岁上大学，22 岁拿到硕士学位，有一天我气愤地抬起头说："等等，我现在就要去工作，一直工作 40 年？这就是现在的计划吗？"现在回想起来，我应该在那时休息一年去旅游，参加大学生排球赛，享受各种各样的体验，而不是过分关注学术和婚姻。二者都缩短了我生命的探索阶段，人为地加速了我生命的春季。

春季是一个进行智力探索和情感探索的阶段，在此期间，我们可能会寻觅不同的爱情。我不是说年轻人或者说青年应当滥交，但是从生物角度和身体发育的角度来看，在这一阶段表现出对性探索的渴望很正常。正因如此，我不鼓励二十出头的年轻人早早结婚。你还处在一个探索、发展、寻找新鲜感的阶段，谈婚论嫁为时尚早。

如果我们缩短或匆匆走过春季，那么它会一直停留在残缺状态。有一天，35岁的我们醒来，养着孩子，还着贷款，供着两辆车，被责任和忧虑所压倒。我们感到不安，不断思索："我和不合适的人结婚了吗？我真的很想要孩子吗？我被自己不喜欢的职业绊住，但我承担不了辞职的代价。"人们被困在为自己打造的世界中，停滞不前，陷入困境，这也给自己带来了心理压力，甚至会导致精神崩溃。我们可能会有外遇，从一段关系中脱身或是打算离婚，认为在我们目前的生活之外存在着更刺激、更令人兴奋的、新鲜的、有趣的事物。如果你发现在30多岁或者40岁左右的时候，自己想要推翻生活中的一个重要部分——也就是说，如果有强烈的负面情绪困住了你，让你去做一些具有破坏性的事情，那就需要进行内省。探究自己的感受可能会发现自己没有完成春季这个成长阶段的工作。毕竟，冲动、破坏性的选择都是春季的标志。

如果你识别出任何潜在的想要探索、寻求新鲜感的冲动，那就试着给生命中的探索与延展创造一个不具破坏性的契机。认识到这些内在的欲望反映出的是你对已经失去的生命春季的怀念，并着手构思一个有条不紊、深思熟虑的计划。此时，你可以寻找一些探索新事物的机会。也许这意味着要和你的伴侣进行沟通，给性生活重新注入激情，优先考虑到以前没去过的国家旅行，或者通过读读新书、听听播客、看看电影来拓宽自己的视野。参加学术课程或者职业课程，培养爱好或者做一些你一直渴望做的事情，比如学习弹奏古典吉他。换句话说，你要把这些冲动和渴望摆到明面上来，然后在不破坏你已经为自己建立好的生活的前提下，制订计划，完成春季没做完的事。

夏

人类生命之夏的跨度大概是从 25 岁到 50 岁，这个时段类似于我们社会默认的常态，即我们所看到的大多数人都在进行的日常活动阶段。作为你生命中最有生产力和创造力的时期，生命的夏季涵盖了上班、支付账单、买房、创业或在职业生涯中扬名立万以及生养孩子这些活动。你必须对你是谁以及你想从生活中得到什么这些问题有更好的理解，才能开始实施你在春季构思的计划和梦想。正如我们已经探索过并且可能经历过的那样，在人生的夏季，一个人很容易在工作、孩子和家庭关系中迷失自我。这段时期是我们将最大的精力、意向、投资和工作投入到生活中的几十年。这几十年都是以向外扩张为重点的。"我 30 岁了，"有人可能会在初夏时这样说，"我努力工作是为了得到晋升，这样我就可以成为我所在领域的专家，然后自己创业，进而发展成立一家咨询机构，那么我就可以在退休后实现经济独立。"这种对未来和向外扩张的定位完全符合健康的夏季生活阶段。

在这耗费大量精力的几十年里，感觉到疲倦再正常不过了（就像我们在每个夏天结束时所感受到的那样）。虽然有时都是意料之中的事，但我们必须稍加克制，因为我们倾向于过度追求事业发展、积累财富、消费甚至养儿育女。其实，努力工作几十年和工作累到死之间只有一线之隔。但是如果你感觉或者看起来真的很糟糕——衰老程度超过了正常的状态——那么你需要重新进行生理上的调整和休息。

看看你的皮肤就知道了。完整的胶原蛋白纤维让皮肤看起来健康而有活力，而夏季应激激素皮质醇的释放会导致胶原蛋白的分解，使得皮下脂肪和皱纹过早形成。当皮肤持续的磨损和撕裂使结缔组织处于慢性应激状态时，身体的其他部位会产生慢性损伤，表现为肩腱炎、足底筋膜炎、韧带炎症和半月板撕裂。心血管疾病、胰岛素抵抗和其他类型的自身免疫病也体现了慢性应激状态（连同遗传倾向和环境诱因）导致的长期后果。[5] 你要注意是否有迹象表明自己正处于大量释放慢性的夏季皮质醇的状态，如果有的话，你需要在这个忙碌的生活阶段放慢脚步。

到了该让生命的节点转向秋季的时候，我们似乎很难甚至不可能放弃夏季的喧嚣和过度的疯狂。这并非个人的失败，只是我们还没有建立起一个让人们在40多岁的时候就可以开始慢慢地度过生命之夏的合适的体系。在最宽容的解读中，社会的期望是，当一个人在45岁或50岁左右时，就要开始考虑简化自己的生活，退出夏季生活的正面冲击。但是，人们往往不能满足这种社会期望，因为40多岁正是我们事业发展、获得晋升、积累财富和提升社会地位的关键时期。你能想到你认识的人中有谁在40岁的时候积极地计划着减压和放松吗？虽然在今天的经济环境下，这是一个令人生畏的想法，但从生理上来说，在这个年龄开始摆脱人生的夏季是正常的。

我并不是建议你一到 40 岁就积极考虑退休。但是，一旦你到了这个年龄，就应该开始考虑从广义上改变你的生活方式，预先准备从夏季的一片忙乱状态过渡到秋季减速平缓的状态。我们必须早点开始行动，因为改变夏日的积累、消费和竞争模式并不容易，并假定了一个让我们一直延续、难以摆脱的逻辑。我们越早准备把脚从夏季的油门上移开，经历转变的过程就越轻松、从容。

秋

虽然人的生命之秋大致在 50 岁到 75 岁之间，但我们应该在 40 多岁时就开始为此做准备。毕竟，在季节性的生活中，我们对自己的生活际遇保持关注、警觉和内省，从而让改变这种有方向的生活变得更容易。我在三十五六岁的时候就经历了人生之秋的转折，从那时起，我就慢慢地过渡到更广阔的人生之秋的生活中。我虽仍然处于夏季的生活模式中，勤于奉献，努力工作，发布播客，进行采访，写这本书，但我也在逐渐为接下来的几十年做规划。现在，我正回想着夏季是多么刺激、富有挑战性和令人兴奋，但也期待着秋季能够放缓脚步。现在我明白了，如果没有经历过一个丰盈的夏季，我就不会期待秋天的重新联结与回归。

我们的生命之秋类似于真正秋季的转折，是一个从扩张加速向收缩减速的艰难的转变过程。一旦到了秋天，我们很可能会发现自己因夏天的过度消耗而感到疲倦。但我们也可能会发现，经过夏季的扩张，我们将迎来一个美妙的秋收。我们越是活在当下、越是专注、越是缓慢，就越能平稳、温和、从容地过渡到秋季模式。经过自省，我们可能会发现需要改变自己的消费习惯，摒弃一些不必要的玩具和娱乐，比如船、摩托车、花费颇多的年假或者豪宅。在生命中更年轻、更草率的春夏阶段，诸如此类的物质产品可能会让我们着迷。但是，如果我们开始更理智地支配时间和金钱，就不会受制于消费主义势力，他们总是敦促我们努力工作以积累更多财富。

大多数人不需要这样的提醒。尽管社会压力让人不断消费，但大多数人都在适度而理性地消费，并仍在努力维持财务状况。在目前这样的经济世界，哪怕人们理性地把钱花在买得起的房子、平价汽车和退休储蓄上，从辛苦工作的生命之夏到生命之秋过渡也并不容易。除了那些财务自由的人，这意味着我们必须真正关注如何使用可支配收入，因为这是一个可控的变量。这与我在第七章中提到的夜班工人和经常出差的人类似——他们的睡眠习惯不佳，并不能让他们从艰难中轻易走出来。这意味着，他们必须特别注意自己能控制的其他变量。

当我们摒弃了回顾过去与放慢脚步的秋季精神，问题就会出现。例如，通常发生在我们的生命之秋的中年危机，这种危机只是代表了一种未被认识到的渴望，即一个转向春天的支点或方向，而没有认识到它本身就有问题。到了40岁、45岁或50岁的时候，常常因为一个未解决的春季问题，我们渴望回到寻欢作乐、滥交和冲动的状态。中年危机的典型——50岁的男人找了个年轻的情妇，还开了一辆保时捷敞篷车——代表了那些没有充分尊重每个季节生活变化的人。我们非但没有对减速转折的深切向往，反而有时加倍努力赚取和消费更多，行为反复无常，破坏性十足。不管是否存在中年危机，在这一人生阶段，我们会发现，随着孩子们离开家，离婚率激增，同时还面临着心理健康问题和严重的身份认同危机，因为人们在这个痴迷于年轻人的社会中要面对的是进入中年的自己。

具有导向性的秋季转折点之所以如此强大，是因为这个转折点给予了我们一种意义感、目标感、相互联系感，以及自我认知和自我接纳感。这就为感恩节充裕、富足和感恩精神创造了机会。大多数营销和广告的重点是为了让人们相信自己拥有的根本不够，从而促进更多的消费和积累。人们要开始认识到感恩之情是从一种富足的感觉中油然而生的，你只需进行一些用心的冥想练习。如果你每天练习 10~15 分钟，就会注意到从你的身体、头脑和心灵中产生的无法排解的痛苦和情绪。但我保证——你也会心存感激。这种感情很可能会自发出现，是你曾经经历过的最丰富、最深刻的感觉之一。

感恩让我们能够挖掘秋季的分享精神。就像每次感恩节，我们都会自发地分享丰收的果实，同样，我们也会分享人生的秋季。在夏季工作和积累财富地位的阵痛中，我们很难做到慷慨大方，但当我们挖掘秋天的感激之情和富足感时，这就变得容易和自然多了。我们可以用时间、注意力、技能、天赋、能力或财力来表达慷慨。在当今社交媒体驱动的注意力经济中，对他人的慷慨和关注越来越少。有这样一种力量，刻意地将我们的时间和注意力真实地定位在我们自己身上，就像金姆在她的过渡性秋季和治愈性冬季（见第七章）所做的那样。

当谈到季节变化时，请记住：如果我们在每个季节都重新审视自己的生活，并在此过程中逐步进行修正，我们就可以避免遭遇大变局（以及中年危机）带来的动荡、剧变和创伤。体验我们生活的最温和、最自然、最正常的方式就是在我们的生活中进行不动声色与无缝的季节转换。

冬

对许多人来说，冬天是最难以捉摸的季节，因为它不可避免地会引起人们对死亡的恐惧。我们的社会面对死亡的态度很糟糕。当我父亲因胰腺癌去世时，我有幸握着他的手同他在一起。他去世后，临终关怀的护士赶紧叫人——我相信她叫的是验尸官，而父亲在一个小时内就消失了。21世纪初，我在一家医院做住院理疗师，我看到其他人死后也被类似地推走，这些人被装进袋子、拉上拉链，然后被推走后也神奇地消失了。人们习惯于将死亡隐藏在社会中，并且对其处理不善，由此加剧了我们的创伤、抑郁和悲痛。我倾向于认为，我们的社会之所以对恐怖电影、心理惊悚片、神秘谋杀案和连环杀手有着病态的迷恋，是因为它们代表了我们承认并处理死亡的少数几种社会上可接受的、非禁忌的方式。

人类文明是一种推崇年轻的文明，人们染发、整容，把老年人送到养老院。我们也不愿去想自己的死亡，可想而知，人们将孤独、凄惨、沮丧、充满悲伤地离开生命的冬天。然而，虽然很容易想到这个季节是黑暗的、寒冷的，但请记住，冬天过后，春天来临，新叶长上枝头，番红花、水仙花和风信子从土壤里长出嫩芽。虽然作为个体的我们可能会灭亡（肉体上或永远灭亡，这取决于你的宗教信仰或精神倾向），但我们的遗产、使命感、慷慨、富足和繁荣可以世代延续。那并不意味着人类与自己的死亡做斗争很容易，就像在每一个真正的冬季，我们感到失落和悲伤是正常的一样，在生命的冬季，经历悲伤和失落也是正常的。但是，当我们体验到生命的意义、目标、社会联系、自我认识和自我接纳，并且有一种超越生死的贡献感时，死亡就不再能够威胁我们，让我们产生恐惧。我们甚至可以把自己的死亡视为一个机会。

目标感最强的人，临终时最安详。我父亲在 60 岁出头时被诊断为癌症，这给了他 19 个月的时间来经历一个加速的生命寒冬。因为他带着强烈的目标感、贡献感和慷慨感活着，并且由于他对来世的信仰，他接受了自己的死亡。他以一种我曾经认为（并且一直会这样认为）既鼓舞人心又优雅的方式放下了一切。他的平静让我的母亲、姐姐和我能更早、更快、更彻底地经历悲伤，更早地体会到一种终结感和感激之情。在他去世时，我经历了自己生命之夏的痛苦，而现在我能感受到他去世时的美好和平静，那是当时我不可能体会得到的。

我不愿意太具体地谈论生命的冬季，不是因为我不尊重它，而是因为像许多人一样，我缺少年长的导师或经历过深秋或初冬生活的长者来将其智慧传授给我。对我来说，一个 40 岁的人告诉人们 70 岁时该如何生活，未免太傲慢自大了。我的愿望是，每一个读者都能像我妈妈一样：在深秋或初冬来临之际，能坚强而勇敢地迎接新的冒险。当你到达生命的冬天时，我希望你能像我父亲一样：对自己的生活感觉良好，并准备好接受死亡。在建立我在这本书中所讨论的一些节律、模式、行为，并为延长生命的夏天改变航向的过程中，我展望了未来的几十年，希望当我们到达生命的寒冬时，能够拥有从秋天开始培养的平静、感恩和接纳的状态，并自豪地离开这个世界，因为我们曾贡献一些有价值的东西。我强烈建议你现在就开始以一种循序渐进的方式推进这一进程，因为当冬季真正来临的时候我们很难加快速度。我们越是把自己的价值观、目标和信念与更广阔的季节性波动联系起来，我们的生活就会越好，当生命即将走到不可避免的尽头时，我们就会感觉已做好了充分的准备。

———

正如我在本书引言中描述的那样，我在一个异常简单的环境中长大。我的父母和传统的人们不一样，从来没有陷入消费主义和物质主义的泥沼。即使在我是个大孩子的时候，我们搬离了农场，过上了更为主流的生活，这种情况依然延续。然而，尽管我的家人建立了这样的价值观，我还是为长期的夏季所吸引。我的季节模型从孩提时代就开始酝酿，用了10年的时间具体完善，在我离婚后的岁月里，从安静、内省的熔炉中精炼。在这个治愈身心的冬季，当我从漫长夏季的极度紧张中恢复过来时，我能够沉思和内省。我的模型轮廓开始形成。春天来了，模型轮廓变得更加连贯和清晰，而在夏天，我开始着手撰写和修改这本书的时候，我进入阐明季节性波动边界的最紧张阶段。在即将到来的秋天和冬天，我期待着放慢脚步、减轻压力、恢复自我，这样到了来年春天这本书发行的时候，我就可以以一种探索性的、扩张性的、充满活力的方式来开启我的图书宣传之旅，因为我想要与全世界分享季节性波动的理念。在与季节变化相协调的情况下推进这一过程感觉是自然和正确的。

从更宏观的意义上说，在已经用一个过渡性的秋季和治愈身心的冬季来纠正我长期而缓慢的夏季之后，我已经开始进入生命中更广阔的秋季。在这个阶段，我以更平和的态度、取向和价值体系来放慢脚步、重建被忽视的关系并对人慷慨大方。我刚刚开始体验到自己内心的感激之情和生活的富足感。我不是每时每刻都对周围的一切充满深深的感激，也不能做到对所有的人都慷慨大方。但经历了那种感觉之后，我更想体会此番滋味。

正如我所能证明的，我们并不是一次性就能实现完美的季节性调整。我现在 40 岁了，还不确定自己职业生涯的下一个阶段是什么。开始进入放缓的秋季生活让人感到不舒服。重建自我联系以及与他人的联系是后期才添加到我的模型里的，也是直到最近我才开始欣赏、珍视并在我的生活中加以实践的东西。我在自我欣赏、自我意识、自我接纳和自我感激方面做了很多努力。在理想世界中，我会在导师、领导、同伴、朋友和其他与我有亲密关系的人的帮助和鼓励下，从青春期和成年初期开始逐步加深对自我的认识。但是，如果没有这个漫长的夏季，或许我就不会经历深刻的治愈和内省，而正是这些让我设计出了这个模型并写出了这本书。

我的工作正在进行中。坦白说，我有四辆摩托车。当然，拥有四辆摩托车很有趣。一辆是越野摩托车，一辆是老式摩托车，一辆是快速的炸街摩托车，还有一辆是更舒适的摩托车。表面上，我可以解释为什么我需要四辆摩托车，但内心深处，我知道我既不是一个收藏家，也不是一个专业人士，因此不需要这么多的摩托车。在我人生的秋天，我正从夏天的过度消耗中恢复，使用我亲自设计和制造的摩托车，并将另外两辆摩托车出售。这样的行动是循序渐进的，因为我会重新调整自己偏离轨道的地方，并不断地重新评估：我是在正确的路上吗？这对我来说好吗？我的行为与我的价值观一致吗？我的行为是否与实际季节和我生命的季节相匹配？改进的机会无穷无尽，因为你永远无法达到完美的状态。但通过季节性的生活，你将获得平和、满足和身心健康。

当我们的行为和思维模式与一年四季以及生活中更宏大的境况相

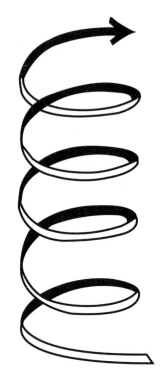

一致时，我们最深层的直觉和愿望就能与生命的意义、联系和贡献更和谐。我们一季接一季、一年复一年、十年复十年地调整变化时，就能拥有生命中所能拥有的最丰富、最美丽、最有意义的体验。这并不是因为更多的睡眠或者吃季节性的食物会给你的生活带来更大的使命感。我在本书中介绍了睡眠、饮食、运动和社交的种种做法，希望能消除我们生活中常见的种种阻碍与重重限制，以便你能建立自己的一套生活习惯，并在生命的旅途中获得健康而愉快的心情。一旦我们拨开迷雾，我们就自发创造了机会来展现自己的最大潜能，活出最真实、最美丽的自己。这是一本放慢脚步并形成更有规律生活的书，这样做能让我们更好地欣赏和品味生活，最终达到最佳健康状态。因为正如我们所发现的，当一个人休息充分、营养充足、身体强壮、人际交往顺利时，他往往能呈现出非凡的状态。

当你经历着生命的四季和岁月的变化时，我希望你能优化我的模型，使之适应你自己的生活，并以不同的方式调整它，将你发现的有意义且令人欣慰的变化传递给其他人，让这个模型在你走向自我赋能、自我认识、自我扩展和自我提升的旅程中充当一个发射台或初始路线图。用这个模型来培养自信，让自己能自发地、永久地适应我提出的这些原则，让这些原则切实地为你服务。我最大的愿望是，这本书能开启你更好地了解自己、更充分地表达自己的机会，这样你就会如你所希望的那样，对世界的体验会更丰富，你的贡献感会更深刻，自己也感到更满意。

致谢

本书包含的想法在我脑海中酝酿了很长一段时间，如果没有我亲爱的朋友兼优秀的同事杰米·斯科特的帮助和鼓励，这些想法很可能永远不会付诸笔端。他是我书稿的第一批读者之一，若没有他的真知灼见和专业研究，本书观点不会如此顺畅连贯地得以呈现。伙计，我会永远感激你！如果没有你，这本书绝没有机会问世。

如果没有我的父母，也不会有这本书，是父母教会我珍视自己与地球及季节变化之间的联系。你们为我的生活方式和思维方式播下了种子。感谢你们从一开始就为我规划了这条道路。

感谢我的儿子阿提克斯，他总是激励我要过更好的生活，做更好的人，想象一个更美好的世界。感谢你，因为你是我黑暗中明亮的灯塔。我爱你，小暖男。

在我廓清思路、持续写作的漫长白日（有时是深夜）里，我的伴侣莎安娜始终陪在我身边，她非常有耐心、富有洞察力，给予了我很大支持。亲爱的，你一直陪着我，天知道这并不容易。谢谢，谢谢，谢谢。你是个了不起的女人！有你真好。

我要向我的经纪人丽莎·格拉布卡表示衷心的感谢！感谢你的沉稳、耐心以及对我的专业指导。你让我这样头脑简单的家伙也能跌跌撞撞闯一回出版界，真乃功不可没。谢谢你直接而又不失分寸地引导我投入此项工作。很高兴能与你一起走过这段路。咱们 10 年或 20 年后再合作一次吧！

我还要感谢弗莱彻公司的全体员工，包括克里斯蒂·弗莱彻、梅丽莎·钦奇洛、格拉因·福克斯、布伦娜·拉菲和伊丽莎白·雷斯尼克。没有你们的支持，这个项目不会有任何进展。感谢你们所有的辛勤付出，也谢谢你们有时候出力不讨好的工作。

感谢我的编辑萨拉·佩尔兹，你才华横溢、不厌其烦，没有你的深刻见解和悉心指导，本书没准还是毫无章法，一盘散沙。感谢你从我们见面的第一天起就看到了这个项目的潜力，也感谢你帮助我将复杂的内容编织成连贯的挂毯，而不是毫无头绪地缠成一堆线团。如果没有阿特里亚团队惊人的贡献，这本书即使有可能完稿，也永远不会在书店上市。该团队成员包括丽莎·夏默布拉、梅兰妮·伊格莱西亚斯-佩雷斯、丹娜·特罗克、比安卡·塞尔凡特、莉比·麦奎尔和苏珊娜·多纳霍。感谢你们所有人的贡献！

还有几个人曾努力地帮助我推敲想法，对书中内容进行润色。特别感谢赛斯·舒尔曼、瑞秋·戈斯滕霍费尔、杰米·斯科特和莎安娜·万德。你们的付出让这本书的内容更精彩了。

在我生命中有几个相见恨晚的朋友，皮拉尔·杰拉西莫就是其中之一。皮拉尔，你是我能想象得到的最棒的导师、姐姐、同事、朋友、播客主持搭档和合作伙伴。对你在我生命中长久的陪伴，我的感激之情难以言表。

我经常开玩笑地说自己是偶然变成了一个作者。从本质上讲，我是一名科学家、临床医生、思想家和教师，但如果没有我前两本书的合著者梅丽莎·哈特维希·厄本所做的大量工作，我就不可能有机会以书的形式呈现我的想法。梅丽莎，谢谢你这么多年来一直和我一起思考，和我一起旅行。同样，如果没有卡尔·理查兹的重要影响，我也不可能出版这本书。卡尔，你给了我一个跳板，让我可以通往更大更精彩的世界。感谢大家的支持和集思广益。感谢罗柏·沃尔夫早期给予我的慷慨支持，我能走到这一步一定程度上依赖于你的帮助。

我的众多想法也需要志同道合的人。感谢艾米莉·迪恩斯、安迪·迪斯和克利夫·哈斯基对构成本书最初框架的大力支持。

要感谢的朋友和同事还有很多，他们有的给予我及时的鼓励，有的帮我照顾孩子（朱莉、卡莱布和科达），有的给我当参谋，还有的为我提供一杯又一杯的咖啡，谢谢你们！

附录

季节性饮食

考虑到世界各地众多的食物种类及其不同的生长季节，提供一份准确而又全面的季节性食谱几乎没有可能。因此，我仅以我个人最熟悉的地区（美国北部和加拿大）为参考提供一个粗略的指南，你可以根据你自己所在的地区对其进行修改。即使是在美国和加拿大，也有大量的特色小吃和地方美食，所以这份清单的某些部分对一些读者来说并不适合，暂且把它当作一份示例清单吧。倘若一谈及各地美食你便不知从何吃起，那也完全没关系——现在就开始品尝吧！即使你从不自己种植蔬菜水果或养鸡，你也可以到当地的农贸市场看看，并到超市打听哪些农产品适合你。

正如我在第六章中谈到的，每餐都要有充足的完全蛋白质，而这一点最好通过食用自然饲养、自然喂养的动物蛋白质源，如肉类、海鲜和鸡蛋来实现。我也在我的第一本书《一切始于食物》中，写了关于这些食物的选择，以及我为什么要提及这种选择。一般来说，我不建议食用谷物、乳制品和豆类。

固定蛋白质源

草饲的牛肉和有机牛肉、水牛肉、羊肉、麋鹿肉、鹿肉等。

野生捕获的以及可持续捕捞的鱼类和海鲜。

牧场饲养的有机鸡蛋。

牧场饲养的鸡肉、火鸡肉、鸭肉等。

牧场饲养的猪肉、野猪肉、兔肉等。

培根、香肠和熟食等加工肉类不太推荐，而且这类食物的原料质量往往不太好。

时令食材（蔬菜和水果）

春季	苹果	洋葱
	芝麻菜	欧洲萝卜
	芦笋	豌豆（脆豌豆和雪豌豆）
	甜菜	菊苣
	西蓝花	樱桃萝卜
	卷心菜	大黄
	花椰菜	青葱
	细香葱	胡葱
	宽叶羽衣甘蓝	菠菜
	蕨菜	芽苗菜
	甘蓝	草莓
	各类生菜	瑞士甜菜
	蘑菇	芜菁
	芥菜	豆瓣菜

夏季	杏	芝麻菜
	甜菜	黑莓
	蓝莓	西蓝花
	卷心菜	胡萝卜
	花椰菜	芹菜
	樱桃	黄瓜
	醋栗	茄子
	苦苣	茴香
	大蒜	四季豆
	各类生菜	甜瓜
	蘑菇	油桃
	黄秋葵	洋葱
	桃	辣椒（甜椒和辣椒）
	李子	土豆（新鲜）
	菊苣	覆盆子
	葱	芽苗菜
	西葫芦	甜玉米
	番茄	西葫芦

秋季	苹果	芝麻菜
	甜菜	西蓝花
	抱子甘蓝	卷心菜
	胡萝卜	花椰菜
	蔓越莓	茴香
	大蒜	葡萄
	韭葱	各类生菜

蘑菇	洋葱
香芹菜	欧洲萝卜
梨	土豆
南瓜	榅桲
樱桃萝卜	芜菁甘蓝
青蒜	胡葱
芽苗菜	甘薯
芜菁	冬季南瓜（橡子南瓜、胡桃南瓜、毛茛南瓜）

冬季	苹果	甜菜
	卷心菜	梨
	胡萝卜	土豆
	大蒜	芜菁甘蓝
	羽衣甘蓝	胡葱
	韭葱	芽苗菜
	蘑菇	甘薯
	洋葱	芜菁
	欧洲萝卜	冬季南瓜（橡子南瓜、胡桃南瓜、毛茛南瓜）

　　你可能已经注意到，我把杧果或香蕉等热带水果从清单中省略了。这并不是说你不应该吃这些食物，而是说在白天较短的寒冷季节，热带水果应该在你的饮食中充当次要角色。如果你选择这些食物或是因为它们长在当地，或是因为个人喜好，那就主要集中在夏季食用这些食物，因为那时你的身体会更"期待"高糖水果。一般

来说，我不建议吃那些必须从另一个大陆或数千英里以外的地方进口的水果和蔬菜。在盐湖城，我最喜欢的一个市场将农产品限制在离市场一夜车程就能供应的范围内，我认为这是一个又好又简便的地区价格指南。总之，不要纠结于这些细节。大可将这个附录看作是一个更广泛原则之下的示例应用。

还有很多不错的食物选择，它们供应的季节性变化相对较小。这些食物不易腐烂，脂肪含量较高，这使它们成为给我们提供重要膳食脂肪的理想选择，尤其是在富含碳水化合物的植物食物的种类和供应有所减少的冬季，而此时你的身体随着季节变化会自然需要高脂肪、低碳水的饮食。正如我在《一切始于食物》中所提到的，选择高质量的动物产品非常重要，所以如果你要吃肉或动物脂肪，如黄油或猪油，你要尽量找到一个自然饲养/喂养的食物来源。

动物脂肪（最好是有机来源）	椰子、椰奶
黄油和酥油（最好来自草饲奶牛）	榛子
椰子油	夏威夷果
特级初榨橄榄油、牛油果油	橄榄
杏仁、杏仁酱	山核桃
牛油果	松子
巴西坚果	开心果
腰果	瓜子（亚麻籽、南瓜子、芝麻、葵花子）
	核桃

注释

引言

1. For an overview of hunter-gatherers, please see Emma Groeneveld, "Prehistoric Hunter-Gatherer Societies,"*Ancient History Encyclopedia* (December 9, 2016), https://www.ancient.eu/article/991/prehistoric-hunter-gatherer-societies/.

2. These dates are approximate. See Graeme Barker, *The Agricultural Revolution in Prehistory: Why did Foragers become Farmers*? (Oxford; New York: Oxford University Press, 2006), 13–29 *et passim* for a history of dating.

3. Leon Kreitzman, "How the 24-hour Society Is Stealing Time from the Night," *Aeon,* November 22, 2016, https://aeon.co/ideas/how-the-24-hour-society-is-stealing-time-from-the-night;"Effects of the Industrial Revolution," *Modern World History* (interactive textbook), accessed September 11, 2019, https://webs.bcp.org /sites/vcleary/ModernWorldHistoryTextbook/IndustrialRevolution/IREffects.html.

4. See, for example, Peter Just, "Time and Leisure in the Elaboration of Culture," *Journal of Anthropological Research* 36, no. 1 (Spring 1980): 105–115.

5. Signe Dean, "Every Single Cell in Your Body Is Controlled by Its Own Circadian Clock," *Science Alert* (October 2, 2015), https://www.sciencealert.com/your-body-has-trillions-of-clocks-in-its-cells; Flávia Dourado, "Discerning the Biological Clock of Single-Celled Organisms,"Institute of Advanced Studies of the University of São Paulo, May 27, 2015, http://www.iea.usp.br/en/news/single-celled-organisms.

6. For more on Frankl philosophy about happiness and purpose, please see Emily Esfahani Smith, "There More to Life Than Being Happy,"*Atlantic*, January 9, 2013, https://www.theatlantic.com/health/archive/2013/01/theres-more-to-life-than-being-happy/266805/.

7. Thomas Paine, *Thomas Paine: Major Works* (Lulu.com, 2017), 601.

8. Michael Pollan *In Defense of Food: An Eater Manifesto* (New York: Penguin Press, 2008) is a great place to start.

9. Maslow later nuanced and clarified his thinking about satisfying lower-order needs and ascending the hierarchy. Please see my discussion below and Saul McLeod, "Maslow Hierarchy of Needs,"*Simple Psychology*, updated 2018, https://www.simplypsychology.org/maslow.html.

第一章　击垮我们的日常

1. "Does Your Body Temperature Change While You Sleep?, "*sleep.org* (National Sleep Foundation), accessed September 12, 2019, https://www.sleep.org/articles /does-your-body-temperature-change-while-you-sleep/.

2. Ibid.

3. Ibid.

4. Ibid.

5. Vijay Kumar Sharma and M. K. Chandrashekaran, "Zeitgebers (time cues) for

Biological Clocks,"*Current Science* 89, no. 7 (October 2005): 1136–1146.

6. For the harmful effect of disease, please see"Blue Light Has a Dark Side,"*Harvard Health Publishing*, updated August 13, 2018, https://www.health.harvard. edu /staying-healthy/blue-light-has-a-dark-side.

7. Ganda Suthivarakom, "Share a Bed Without Losing Sleep," *New York Times*, March 18, 2019, https://www.nytimes.com/2019/03/18/smarter-living/ wirecutter /how-to-share-bed-sleep-partner.html.

8. Ibid.

9. WilliamJ. Cromie, "Human Biological Clock Set Back an Hour," *Harvard Gazette*,July 15, 1999, https://news.harvard.edu/gazette/story/1999/07/human-biological -clock-set-back-an-hour/.

10. Sujana Reddy and Sandeep Sharma, "Physiology, Circadian Rhythm," *StatPearls*, up-dated October 27, 2018, https://www.ncbi.nlm.nih.gov/ books/NBK519507/; Willemijntje A. Hoogerwerf, "Role of Clock Genes in Gastrointestinal Motility," *American Journal of Physiology-Gastrointestinal and Liver Physiology* 299, no. 3, September 2010, doi: 10.1152/ajpgi. 00147. 2010.

11. Paloma Cantero-Gomez, "From Time to Energy Management or How to Learn the Art of Living," *Forbes*, October 24, 2018, https://www.forbes.com/sites / palomacanterogomez/2018/10/24/from-time-to-energy-management-or-how-to-learn-the-art-of-living/#5e3452e97e14.

12. Ibid.

13. Alice G. Walton, "Your Body Internal Clock and How It Affects Your Overall Health," *Atlantic*, March 20, 2012, https://www.theatlantic.com/health / archive/2012/03/your-bodys-internal-clock-and-how-it-affects-your-overall-health/254518/; Jonathan Fahey, "How Your Brain Tells Time,"*Forbes*,

October 15, 2009, https://www.forbes.com/2009/10/14/circadian-rhythm-math-technology-breakthroughs-brain.html#276b8ffe3fa7.

14. Alice G. Walton, "Your Body Internal Clock and How It Affects Your Overall Health."

15. Ibid.

16. Ibid.

17. "Melatonin and Sleep," National Sleep Foundation, accessed March 27, 2019, https://www.sleepfoundation.org/articles/melatonin-and-sleep.

18. Some call it the "Dracula of hormones": "Melatonin and Sleep."

19. "Melatonin and Sleep," National Sleep Foundation.

20. Kewin Tien Ho Siah, Reuben Kong Min Wong, and Khek Yu Ho, "Melatonin for the Treatment of Irritable Bowel Syndrome,"*World Journal of Gastroenterology* 20, no. 10 (March 2014), doi: 10.3748/wjg.v20.i10.2492; Reza Sharafati-Chaleshtori et al., "Melatonin and Human Mitochondrial Diseases,"*Journal of Research in Medical Sciences* 22, no. 2 (January 2017), doi: 10.4103/1735-1995.199092; Antonio Carrillo-Vico et al., "A Review of the Multiple Actions of Melatonin on the Immune System,"*Endocrine* 27, no. 2 (July 2005): 189–200; Kavita Beri & Sandy Saul Milgraum, "Rhyme and Reason: The Role of Circadian Rhythms in Skin and Its Implications for Physicians,"*Future Science* 2, no. 2 (April 2016), https://doi .org/10.4155/fsoa-2016–0007.

21. Thomas A. Wehr, "Melatonin and Seasonal Rhythms," *Journal of Biological Rhythms* 12, no.6(December1997):518–527, https://doi.org/10.1177/074873049701200605.

22. Michael J. Kuhar, Pastor R. Couceyro, and Philip D. Lambert, "Biosynthesis of Catecholamines," in *Basic Neurochemistry: Molecular, Cellular and Medical*

Aspects 6th ed., G.J. Siegel et al., eds. (Philadelphia: Lippincott-Raven, 1999), available from: https://www.ncbi.nlm.nih.gov/books/NBK27988/.

第二章 睡眠：一切始于睡眠

1. P. B. Laursen, "Training for Intense Exercise Performance: High-Intensity or High-Volume Training?" *Scandinavian Journal of Medicine &Science in Sports* 20 supplement 2 (October 2010): 1– 10, doi: 10.1111/j.1600-0838.2010.01184. x; M.Wewege et al., "The Effects of High-Intensity Interval Training vs. Moderate-Intensity Continuous Training on Body Composition in Overweight and Obese Adults: A Systematic Review and Meta-Analysis,"*Obesity Reviews* 18, no. 6 (June 2017): 635–646, https: //doi.org/10.1111/obr.12532; Micah Zuhl and Len Kravitz, "HIIT vs. Continuous Endurance Training: Battle of the Aerobic Titans,"accessed September 13, 2019, https://www.unm.edu/~lkravitz/Article%20folder/HIITvsCardio.html.

2. Morgan Manella, "Study: A Third of U.S. Adults Don't Get Enough Sleep," CNN, updated February 18, 2016, https://www.cnn.com/2016/02/18/health/one -third-americans-dont-sleep-enough/index.html.

3. Neil Howe, "America the Sleep-Deprived," *Forbes*, August 18, 2017, https:// www.forbes. com/sites/neilhowe/2017/08/18/america-the-sleep-deprived/# 38559f0e1a38.

4. Ibid.

5. Gandhi Yetish et al., "Natural Sleep and Its Seasonal Variations in Three Pre-industrial Societies," *Current Biology* 25, no. 21 (November 2015), doi: https:// doi .org/10.1016/j.cub.2015.09.046.

6. Ibid.

7. Meg Sullivan, "Our Ancestors Probably Didn't Get 8 Hours a Night, Either,"

UCLA Newsroom (October 15, 2015), http://newsroom.ucla.edu/releases/our-ances tors-probably-didnt-get-8-hours-a-night-either.

8. Ibid.

9. A conclusion that Richard G. "Bugs" Stevens, professor of medicine at the University of Connecticut, arrived at as well:"We Don't Need More Sleep.We Just Need More Darkness,"*Washington Post*, October 27, 2015, https://www. washington post.com/posteverything/wp/2015/10/27/we-dont-need-more-sleep-we-just -need-more-darkness/?noredirect=on.

10. Ibid.

11. See this revealing profile for more: Linda Geddes, "What I Learned by Living without Artificial Light," BBC (April 25, 2018), http://www.bbc.com/future / story/20180424-what-i-learnt-by-living-without-artificial-light.

12. "Why Americans Can Sleep," Consumer Reports, updated January 14, 2016, https://www.consumerreports.org/sleep/why-americans-cant-sleep/.

13. See the National Optical Astronomy Observatory (NOAO) figures and recom-mended illumination thresholds for various indoor spaces: "Recommended Light Levels," accessed September 13, 2019, https://www.noao.edu/education/ QLT- kit/ACTIVITY_Documents/Safety/LightLevels_outdoor+indoor.pdf.

14. For all the facts and figures related to Linda Geddes, I relied on Geddes, "What I Learned by Living without Artificial Light."

15. Lorenzo Lazzerini Ospri, Glen Prusky, and Samer Hattar, "Mood, the Circadian System, and Melanopsin Retinal Ganglion Cells," *Annual Review of Neuroscience* 40 (July 2017): 539–556, https://doi.org/10.1146/annurev-neuro-072116-031324.

16. Haruna Fukushige et al., "Effects of Tryptophan-Rich Breakfast and Light Exposure During the Daytime on Melatonin Secretion at Night," *Journal of*

跟着节律生活

Physiological Anthropology 33 (November 2014), doi: 10.1186/1880-6805-33-33.

17. T. Kozaki et al., "Light-Induced Melatonin Suppression at Night After Exposure to Different Wavelength Composition of Morning Light," *Neuroscience Letters* 616 (March 2016), doi: 10.1016/j.neulet.2015.12.063.

18. B. S. Alghamdi, "The Neuroprotective Role of Melatonin in Neurological Disorders," *Journal of Neuroscience Research* 96, no. 7 (July 2018): 1136–1149, doi: 10.1002 /jnr.24220.

19. Y. Li et al., "Melatonin for the Prevention and Treatment of Cancer," *Oncotarget* 8, no. 24 (June 2017), doi: 10.18632/oncotarget.16379.

20. G. J. Elder et al., "The Cortisol Awakening Response—Applications and Implications for Sleep Medicine," *Sleep Medicine Reviews* 18, no. 3 (June 2014): 215–224, doi: 10.1016/j.smrv.2013.05.001.

21. Michelle Dickinson, "Nanogirl Michelle Dickinson: Are Dim Lights Making Us Dimmer?" *NZ Herald*, February 10, 2018, https://www.nzherald.co.nz/lifestyle /news/article.cfm?c_id=6&objectid=11990507.

22. Elie Dolgin, "The Myopia Bboom," *Nature* (March 18, 2015), https://www.nature. com/news/the-myopia-boom-1.17120.

23. R. W. Lam et al., "L-Tryptophan Augmentation of Light Therapy in Patients with Seasonal Affective Disorder," *Canadian Journal of Psychiatry* 42, no. 3 (April 1997): 303–306; Sherri Melrose, "Seasonal Affective Disorder: An Overview of Assessment and Treatment Approaches,"*Depression Research and Treatment* (November 2015), doi: 10.1155/2015/178564.

24. J. M. Booker and C. J. Hellekson, "Prevalence of Seasonal Affective Disorder in Alaska," *American Journal of Psychiatry* 149, no. 9 (September 1992): 1176–1182; S. Saarijärvi et al., "Seasonal Affective Disorders Among Rural

Finns and Lapps," *Acta Psychiatrica Scandinavica* 99, no. 2 (February 1999): 95– 101.

25. Kathryn A. Roecklein and Kelly J. Rohan, "Seasonal Affective Disorder," *Psychiatry* (Edgmont) 2, no. 1 (January 2005): 20–26.

26. "Seasonal Affective Disorder (SAD)," Mayo Clinic, accessed September 18, 2019, https://www.mayoclinic.org/diseases-conditions/seasonal-affective-disorder /symptoms-causes/syc-20364651.

27. Alice Park, "Why Sunlight Is So Good For You," *Time*, August 7, 2017, https://time.com/4888327/why-sunlight-is-so-good-for-you/; Christopher M. Jung et al., "Acute Effects of Bright Light Exposure on Cortisol Levels," *Journal of Biological Rhythms* 25, no. 3 (June 2010): 208–216, doi: 10.1177/0748730410368413; H.Y. Tsai et al., "Sunshine-Exposure Variation of Human Striatal Dopamine D(2)/D (3) Receptor Availability in Healthy Volunteers,"*Progress in Neuro-Psychopharmacology & Biological Psychiatry* 35, no. 1 (January 2011): 107–110, doi: 10.1016/j .pnpbp.2010.09.014.

第三章　饮食：食无定法

1. Jared Diamond, "The Worst Mistake in the History of the Human Race, " *Discover*, 1987: 95–98.

2. M. E. Zaki, F. H. Hussien, and R.Abd El-Shafy El Banna, "Osteoporosis Among Ancient Egyptians," *International Journal of Osteoarchaeology* 19, no. 1 (January–February 2009): 78–89, https://doi.org/10.1002/oa.978; Rebecca Hersher, "Mummified Egyptian Was Just As Sedentary and Carb-Hungry As Modern Men," NPR (July 26, 2016), https://www.npr.org/sections/thetwo-way/2016/07/26/487505112/mummified-egyptian-was-just-as-sedentary-and-carb-hungry-as-modern-men.

3. V. Lobo et al., "Free Radicals, Antioxidants and Functional Foods: Impact on Human Health," *Pharmacognosy Review* 4, no. 8 (2010): 118–126; Megan Ware, "How Can Antioxidants Benefit Our Health?" *Medical News Today*, updated May 29, 2018, https://www.medicalnewstoday.com/articles/301506.php.

4. Please see Dallas Hartwig and Melissa Hartwig, *It Starts with Food* (Las Vegas: Victory Belt Publishing Inc., 2012), 113–116.

5. Aleksandra Crapanzano, "How Eating More of What You Love Can Make You Healthier," *Wall Street Journal*, May 2, 2019, https://www.wsj.com/articles/howeating-more-of-what-you-love-can-make-you-healthier-11556822538.

6. Ibid.

7. This material is reproduced from my website dallashartwig.com.

8. See, for example, E. A. Martens, S. G. Lemmens, and M. S.Westerterp-Plantenga, "Protein Leverage Affects Energy Intake of High-Protein Diets in Humans," *American Journal of Clinical Nutrition* 97, no. 1 (January 2013): 86–93, doi: 10.3945/ajcn.112.046540; Stephen J. Simpson and David Raubenheimer, "Tricks of the Trade," *Nature* 508 (April 17, 2014).

9. Alison K. Gosby et al., "Protein Leverage and Energy Intake," *Obesity Reviews* 15, no. 3 (March 2014): 183–191, https://doi.org/10.1111/obr.12131.

10. Alison K. Gosby et al., "Testing Protein Leverage in Lean Humans: A Randomised Controlled Experimental Study," *PLOS One* (October 12, 2011).

11. Ibid.

12. G. A. Hendrie et al., "Greenhouse Gas Emissions and the Australian Diet—Comparing Dietary Recommendations with Average Intakes," *Nutrients* 6, no. 1 (January 2014): 289–303, doi: 10.3390/nu6010289.

13. Shubhroz Gill and Satchidananda Panda, "A Smartphone App Reveals

Erratic Diurnal Eating Patterns in Humans that Can Be Modulated for Health Benefits," *Cell Metabolism* 22, no. 5 (November 2015): 789–798, doi: 10.1016/j.cmet.2015.09.005; Amandine Chaix et al., "Time-Restricted Feeding Prevents Obesity and Metabolic Syndrome in Mice Lacking a Circadian Clock," *Cell Metabolism* 29, no. 2 (February 2019), doi: https://doi.org/10.1016/j.cmet.2018.08.004; Satchidananda Panda, *The Circadian Code: Lose Weight, Supercharge Your Energy, and Transform Your Health from Morning to Midnight* (New York: Rodale, 2018).

14. Anahad O'Connor, "When We Eat, or Don't Eat, May Be Critical for Health," *New York Times*, July 24, 2018, https://www.nytimes.com/2018/07/24/well/when-we-eat-or-dont-eat-may-be-critical-for-health.html.

15. Ibid.

16. See, for example, R. J. Jarrett et al., "Diurnal Variation in Oral Glucose Tolerance: Blood Sugar and Plasma Insulin Levels Morning, Afternoon, and Evening," *British Medical Journal* 1 (January 1972): 199–201, doi: 10.1136/bmj.1.5794.199; Eve Van Cauter, Kenneth S. Polonsky, and André J. Scheen, "Roles of Circadian Rhythmicity and Sleep in Human Glucose Regulation," *Endocrine Reviews* 18, no. 5 (October 1997): 716–738, https://doi.org/10.1210/edrv.18.5.0317; Christopher J. Morris et al., "Endogenous Circadian System and Circadian Misalignment Impact Glucose Tolerance Via Separate Mechanisms in Humans,"*Proceedings of the National Academy of Sciences of the United States of America* 112, no. 17 (April 2015), doi: 10.1073/pnas.1418955112.

17. Dan Buettner, "Reverse Engineering Longevity," Blue Zones, accessed September 13, 2019, https://www.bluezones.com/2016/11/power-9/.

18. "Social eating connects communities," *University of Oxford* (March 16, 2017),

http://www.ox.ac.uk/news/2017-03-16-social-eating-connects-communities#.

19. Shankar Vedantam, "Why Eating the Same Food Increases People Trust and Cooperation," NPR (February 2, 2017), https://www.npr.org/2017/02/02/512998465/ why-eating-the-same-food-increases-peoples-trust-and-cooperation.

20. Michael Pollan estimates 20 percent in a Stanford profile, and 19 percent in an interview with Grist: "What for Dinner?"*Stanford University*, accessed September 14, 2019, https://news.stanford.edu/news/multi/features/food/eating.html; "An Interview with Foodie Author Michael Pollan," *Grist*, May 31, 2006, https://grist.org/article/roberts7/.

21. Based on data gathered between 2013 and 2016: Jamie Ducharme, "Almost 40% of Americans Eat Fast Food on Any Given Day, Report Says," *Time*, October 3, 2018, https://time.com/5412796/fast-food-americans/.

22. Leslie Krohn, "Family Dinner Time? Better Leave the Cell Phone Behind," Harris Poll (June 7, 2016), https://theharrispoll.com/family-dinners-have-customarily-held-a-sacred-place-as-part-of-family-life-holidays-and-traditions-but-what-do-they-look-like-to-americans-today-to-better-understand-what-modern-family-di/.

第四章 运动：节律型运动

1. Jacqueline Howard, "Americans Devote More than 10 Hours a Day to Screen Time, and Growing," CNN (July 29, 2016), https://www.cnn.com/2016/06/30 / health/americans-screen-time-nielsen/index.html.

2. Lindsey Tanner, "Americans Getting More Inactive, Computers Partly to Blame," WGBH (April 23, 2019), https://www.wgbh.org/news/science-and-technology/2019/04/23/americans-getting-more-inactive-computers-partly-to-blame.

3. Susan Scutti, "Yes, Sitting Too Long Can Kill You, Even If You Exercise,"CNN, updated September 12, 2017, https://www.cnn.com/2017/09/11/health/sitting-increases-risk-of-death-study/index.html. See also Keith M. Diaz et al., "Patterns of Sedentary Behavior and Mortality in U.S. Middle-Aged and Older Adults: A National Cohort Study,"*Annals of Internal Medicine* 167, no. 7 (September 2017): 465–475, doi: 10.7326/M17-0212.

4. Jamie Ducharme, "A Quarter of the World Adults Don't Get Enough Exercise, Study Says," *Time*, September 5, 2018, http://time.com/5387221/who-physical-inactivity-report/.

5. Gretchen Livingston, "The Way U.S. Teens Spend Their Time Is Changing, But Differences Between Boys and Girls Persist,"Pew Research Center (February 20, 2019), https://www.pewresearch.org/fact-tank/2019/02/20/the-way-u-s-teens-spend-their-time-is-changing-but-differences-between-boys-and-girls-persist/.

6. Associated Press, "Kids Today Are Less Fit Than Their Parents Were," *Washington Post*, November 25, 2013, https://www.washingtonpost.com/national/health-science/kids-today-are-less-fit-than-their-parents-were/2013/11/25/8ecb1f0a-515f-11e3-9fe0-fd2ca728e67c_story.html?utm_term=.9c9de67571fc.

7. Jacob Bogage, "Youth Sports Still Struggling with Dropping Participation, High Costs and Bad Coaches, Study Finds,"*Washington Post*, October 16, 2018, https:// beta.washingtonpost.com/sports/2018/10/16/youth-sports-still-struggling -with-dropping-participation-high-costs-bad-coaches-study-finds/.

8. Associated Press, "Kids Today Are Less Fit Than Their Parents Were."

9. Ibid.

10. "To Grow Up Healthy, Children Need to Sit Less and Play More," World

Health Organization (April 24, 2019), https://www.who.int/news-room/
detail/24-04-2019-to-grow-up-healthy-children-need-to-sit-less-and-play-
more.

11. Katy Bowman, *Movement Matters: Essays on Movement Science, Movement
Ecology, and the Nature of Movement* (Washington: Propriometrics Press,
2016).

12. Peter Beech, "Hard Living: What Does Concrete Do to Our Bodies?"
Guardian, February 28, 2019, https://www.theguardian.com/cities/2019/
feb/28/hard-living-what-does-concrete-do-to-our-bodies.

13. Ibid.

14. "Osteoporosis Fast Facts," National Osteoporosis Foundation, accessed May
14, 2019, https://cdn.nof.org/wp-content/uploads/2015/12/Osteoporosis-Fast-
Facts.pdf.

15. See Table 2 in James H. O'Keefe et al., "Achieving Hunter-Gatherer Fitness
in the 21(st) Century: Back to the Future," *American Journal of Medicine* 123,
no. 12 (December 2010): 1082–1086, doi: 10.1016/j.amjmed.2010.04.026.

16. Svenia Schnyder and Christoph Handschin, "Skeletal Muscle as an Endocrine
Organ: PGC-1 a, myokines and exercise," *Bone* 80 (November 2015): 115–
125, doi: 10.1016/j.bone.2015.02.008.

17. Adam Campbell, "The Stupidest Thing People Say about Diet and Exercise,"
Men's Health, September 30, 2015, https://www.menshealth.com/fitness/
a19524094 /stupidest-thing-people-say-diet-exercise/.

18. "Physical Activity Guidelines for Americans," US Department of Health &
Human Services, accessed May14, 2019, https://www.hhs.gov/fitness/be-
active/physical-activity-guidelines-for-americans/index.html.

19. "Physical Activity Guidelines for Americans"(second edition), health.gov,

https:// health.gov/paguidelines/second-edition/pdf/Physical_Activity_ Guidelines _2nd_edition.pdf, 8.

20. Gabriella Boston, "Fitness through the Ages," *Chicago Tribune*, September 4, 2013, https://www.chicagotribune.com/lifestyles/ct-xpm-2013-09-04-sc- health -0904-fitness-aging-20130904-story.html.

21. Talisa Emberts et al., "Exercise Intensity and Energy Expenditure of a Tabata Work-out," *Journal of Sports Science &Medicine* 12, no. 3 (September 2013): 612– 13.

22. Gretchen Reynolds, "The Best Type of Exercise to Burn Fat," *New York Times*, February 27, 2019, https://www.nytimes.com/2019/02/27/well/move/ the-best-type-of-exercise-to-burn-fat.html.

23. Stephen Seiler, "What is Best Practice for Training Intensity and Duration Distribution in Endurance Athletes?" *International Journal of Sports Physiology and Performance* 5 (2010): 276, 282.

24. For more on Dr. Heke, please see the Ancestral Health Society of New Zealand "Atua to Matua: Maori 'Ecology and the Connection to Health and Physical Activity,'" YouTube video, 45.31, posted January 13, 2016, https:// www.youtube.com /watch?v=GjIY0Fka3TY&t=23s.

25. The remainder of this section borrows heavily from my website, dallashartwig. com.

26. Melinda M. Gardner, M. Clare Robertson, and A. John Campbell, "Exercise in Preventing Falls and Fall Related Injuries in Older People: A Review of Randomised Controlled Trials,"*British Journal of Sports Medicine* 34, no. 1 (2000): 7–17; Seong-Il Cho and Duk-Hyun An, "Effects of a Fall Prevention Exercise Program on Muscle Strength and Balance of the Old-Old Elderly," *Journal of Physical Therapy Science* 26, no. 11 (November 2014):

1771–1774.

27. Tony Rosen, Karin A. Mack, and Rita K. Noonan, "Slipping and Tripping: Fall Injuries in Adults Associated with Rugs and Carpets," *Journal of Injury and Violence Research* 5, no. 1 (January 2013): 61–69.

第五章　社交：人最重要

1. Vivek Murthy, "Work and the Loneliness Epidemic,"*Harvard Business Review*, September 2017, https://hbr.org/cover-story/2017/09/work-and-the-loneliness-epidemic.

2. Yuval N. Harari, *Sapiens:A Brief History of Humankind* (New York: Harper, 2015), 21.

3. All data points in this paragraph taken from Michael Gerson, "Myths, Meaning, and Homo Sapiens,"*Washington Post*, June 11, 2015, https://www.washingtonpost.com/opinions/myths-meaning-and-homo-sapiens/2015/06/11/28660902 -106f-11e5-a0dc-2b6f404ff5cf_story.html?utm_term=.6b56a3e5ce0b.

4. Jared Diamond, *Collapse: How Societies Choose to Fail or Succeed* (New York: Viking, 2005).

5. See, for example, the following: Johann Hari*, Lost Connections: Uncovering the Real Causes of Depression—and the Unexpected Solutions* (New York: Bloomsbury, 2018); Susan Pinker, *The Village Effect: How Face-to-Face Contact Can Make Us Healthier and Happier* (Toronto:Vintage Canada, 2015).

6. See, for example, Dean Falk "Prelinguistic Evolution in Early Hominins: Whence Motherese?"and the various responses to this piece contained in *Behavioral and Brain Sciences* 27 (2004): 491–541.

7. Sherry Turkle, *Reclaiming Conversation:The Power of Talk in a Digital Age*

(New York: Penguin Press, 2015), 9.

8. Michaeleen Doucleff, "Are Hunter-Gatherers the Happiest Humans to Inhabit Earth?" NPR (October 1, 2017), https://www.npr.org/sections/goatsandsoda /2017/10/01/551018759/are-hunter-gatherers-the-happiest-humans-to-inhabit-earth; University of Cambridge, "Farmers Have Less Leisure Time Than Hunter-Gatherers," ScienceDaily (May 21, 2019), www.sciencedaily.com / releases/2019/05/190520115646.htm.

9. See, for example, Brandon H. Hidaka, "Depression as a Disease of Modernity: Explanations for Increasing Prevalence," *Journal of Affective Disorders* 140, no. 3 (November 2012): 205–214.

10. Steven Pinker, *The Better Angels of Our Nature: Why Violence Has Declined* (New York: Penguin, 2012).

11. For more on this general topic, see Antonia Ypsilanti et al. 2018 research: Susan Krauss Whitbourne, "5 Ways to Keep Loneliness from Turning into Depression," *Psychology Today*, November 10, 2018, https://www. psychologytoday.com/intl/blog/fulfillment-any-age/201811/5-ways-keep-loneliness-turning-depression.

12. For a more granular perspective on the rise of urbanization see Hannah Ritchie and Max Roser, "Urbanization,"*Our World in Data* (September 2018), https://ourworldindata.org/urbanization.

13. R. I. M. Dunbar, "Neocortex Size as a Constraint on Group Size in Primates," *Journal of Human Evolution* 22, no. 6 (June 1992): 469–493, https://doi.org /10.1016/0047-2484(92)90081-J.

14. Aleks Krotoski, "Robin Dunbar: We Can Only Ever Have 150 Friends at Most..." *Guardian*, March 13, 2010, https://www.theguardian.com/ technology/2010 /mar/14/my-bright-idea-robin-dunbar.

15. Susan Tardanico, "Is Social Media Sabotaging Real Communication?" *Forbes*, April 30, 2012, https://www.forbes.com/sites/susantardanico/2012/04/30/is-social -media-sabotaging-real-communication/#21a6352b2b62.

16. Scott Barry Kaufman, "What Does It Mean to Be Self-Actualized in the 21st Century?"*Scientific American*, November 7, 2018, https:// blogs.scientificamerican.com/beautiful-minds/what-does-it-mean-to-be-self-actualized-in-the-21st-century/; —— , "Who Created Maslow Iconic Pyramid?" *Scientific American*, April 23, 2019, https://blogs. scientificamerican.com/beautiful-minds/who-created-maslows-iconic-pyramid/.

17. Barbara L. Fredrickson et al., "A Functional Genomic Perspective on Human Well-Being," *Proceedings of the National Academy of Sciences* (July 2013), doi: 10.1073 /pnas.1305419110; Antonella Delle Fave et al., "The Eudaimonic and Hedonic Components of Happiness: Qualitative and Quantitative Findings,"*Social Indicators Research* 100, no. 2 (January 2011): 185–207.

18. J. B. Grubbs and J. J. Exline, "Trait Entitlement: A Cognitive-Personality Source of Vulnerability to Psychological Distress," *Psychological Bulletin* 142, no. 11 (November 2016): 1204–1226.

19. Toshimasa Sone et al., "Sense of Life Worth Living (Ikigai) and Mortality in Japan: Ohsaki Study," *Psychosomatic Medicine* 70, no. 6 (July 2008): 709, doi: 10.1097 /PSY.0b013e31817e7e64.

20. Brené Brown, *The Gifts of Imperfection: Let Go of Who You Think You're Supposed to Be and Embrace Who You Are* (Center City, Minnesota: Hazelden Publishing, 2010), 6.

第六章　锚定点

1. For this description and the following paraphrases and quotations I rely on Baya Voce, "The Simple Cure for Loneliness,"YouTube video, TEDxSaltLakeCity, 13.27, posted October 7, 2016, https://www.youtube.com/watch?v=KSXh1YfNyVA.

2. R. Christ Fraley, "Adult Attachment Theory and Research," Department of Psychology University of Illinois at Urbana-Champaign, accessed September 17, 2019, http://labs.psychology.illinois.edu/~rcfraley/attachment.htm.

3. As Harry Harlow underscored in his classical work on material bonding and separation: "Harlow Classic Studies Revealed the Importance of Maternal Contact," Association for Psychological Science, accessed September 17, 2019, https://www.psychologicalscience.org/publications/observer/obsonline/harlows-classic-studies-revealed-the-importance-of-maternal-contact.html. See also Sarah Gibbens, "Is Maternal Instinct Only for Moms? Here the Science," *National Geographic*,May 9, 2018, https://www.nationalgeographic.com/news/2018/05/mothers-day-2018-maternal-instinct-oxytocin-babies-science/, for new research on the importance of oxytocin release among different types of caregivers.

4. Thomas Groennebaek and KristianVissing, "Impact of Resistance Training on Skeletal Muscle Mitochondrial Biogenesis, Content, and Function," *Frontiers in Physiology* (September 15, 2017 online publication), doi: 10.3389/fphys.2017.00713.

5. Perhaps no single figure did more to promote and celebrate the selfish theory as Ayn Rand: Eric Michael Johnson, "Ayn Rand vs. the Pygmies,"*Slate*, October 3, 2012, https://slate.com/technology/2012/10/groups-and-gossip-drove-the-evolution-of-human-natur6. e.html.

第七章 过渡期的秋季和疗愈身心的冬季

1. Denise Mann, "Alcohol and a Good Night Sleep Don't Mix," WebMD (January 22, 2013), https://www.webmd.com/sleep-disorders/news/20130118/alcohol-sleep#1.

2. The following are a great place to start: Bessel A. van der Kolk, *The Body Keeps the Score: Brain, Mind, and Body in the Healing of Trauma* (New York: Penguin, 2015) and Gabor Maté, *In the Realm of Hungry Ghosts: Close Encounters with Addiction* (London: Vermilion, 2018).

第八章 超越生活

1. Linda Carroll, *Love Cycles: The Five Essential Stages of Lasting Love* (California: New World Library, 2014).

2. Esther Perel, *Mating in Captivity* (HarperCollins e-Books, 2014).

3. V. Volynets et al., "Intestinal Barrier Function and the Gut Microbiome Are Differentially Affected in Mice Fed a Western-Style Diet or Drinking Water Supplemented with Fructose," *Journal of Nutrition* 147, no. 5 (May 2017), doi: 10.3945 /jn.116.242859.

4. Keely A. Muscatell et al., "Exposure to an Inflammatory Challenge Enhances Neural Sensitivity to Negative and Positive Social Feedback," *Brain, Behavior, and Immunity* 57 (October 2016), doi: 10.1016/j.bbi.2016.03.022.

5. Philip Hunter, "The Inflammation Theory of Disease," *EMBO Reports* 13, no. 11 (November 2012): 968–970.